肩こり・頭痛から
不定愁訴まで

咬み合わせ不良の予防と治療

セルフチェックと
食事からはじめる
改善法

亀井琢正
KAMEI Takumasa

農文協

はじめに――噛む力は生きる力

食べることは生きる基本であり、そこには必ず噛むということをともないます。それはつまり、私たちが日々当たり前のように行っている噛むということが、生きることに直結したたいせつな行為であるということを意味しています。

その噛むという行為そのものを担うのは、もちろん一本一本の歯ですが、きちんと噛むために重要なのは、歯並びと咬み合わせです。しかし今、これまであまり意識されてこなかったその咬み合わせに問題が起こってきているのです。昔から歯並びが乱れている人はいましたが、最近ではその乱れが加速し、噛むという機能にまで大きく影響している、そんな「咬み合わせ不良」が、思いもよらない原因で、いま増加の一途をたどっているのです。

しかも、咬み合わせ不良は、ただ食事のときに噛めないだけでなく、体のいろいろなところに悪影響を及ぼしていることが、近年明らかになっています。実際、私のところに治療にきた患者さんにも、咬み合わせを治すことでしつこい肩こりが取れたり、つらい不眠が治ったといった例は枚挙に暇がありません。また最近では、正しい咬み合わせでよく噛むことは、細胞を元気にし、全身の姿勢や自律神経、ホルモンバランスにもよい効果を示し、脳の活性を高めることもわかってきました。悪くなった咬み合わせを治すことで、その人の体が本来もっている能力を取り戻し、質のよい生活を送ることができるのです。つまり、正しい咬み合わせでよく噛むことは、健康に生きるための基本であり、「噛む力は生きる力」といっても過言ではないのです。

本書では、咬み合わせ不良によって引き起こされる症状や病気とその原因（第1章）から、私たちの咬み合わせのタイプ（第2章）、体における咬み合わせ・噛むことの意味や役割（第3章）、咬み合わせ不良の治療の実際（第4章）、咬み合わせ不良の予防と改善の道筋と、よい咬み合わせを手に入れるため方法（第5章）まで、具体的にイメージできる図や写真も用い、わかりやすく解説しています。また、咬み合わせや噛むことのたいせつさを実際に体で感じていただけるよう、自分の咬み合わせの簡単なチェックのしかたも紹介しました（11ページ）。

本書を通して、咬み合わせと全身の健康との関わりや、咬み合わせの重要さ、噛むことのたいせつさを知っていただき、日々の健康づくりの一助としていただければ幸いです。そして、よく噛むことで正しい咬み合わせを手に入れ、楽しく健やかな人生があなたに訪れることを願ってやみません。

もくじ

第2章　自分の咬み合わせを知る

第3章　噛めば体が造られる――顎の強化は体全体に好影響

第4章　咬み合わせ不良治療の実際

第5章　咬み合わせ不良の予防は食生活の改善から

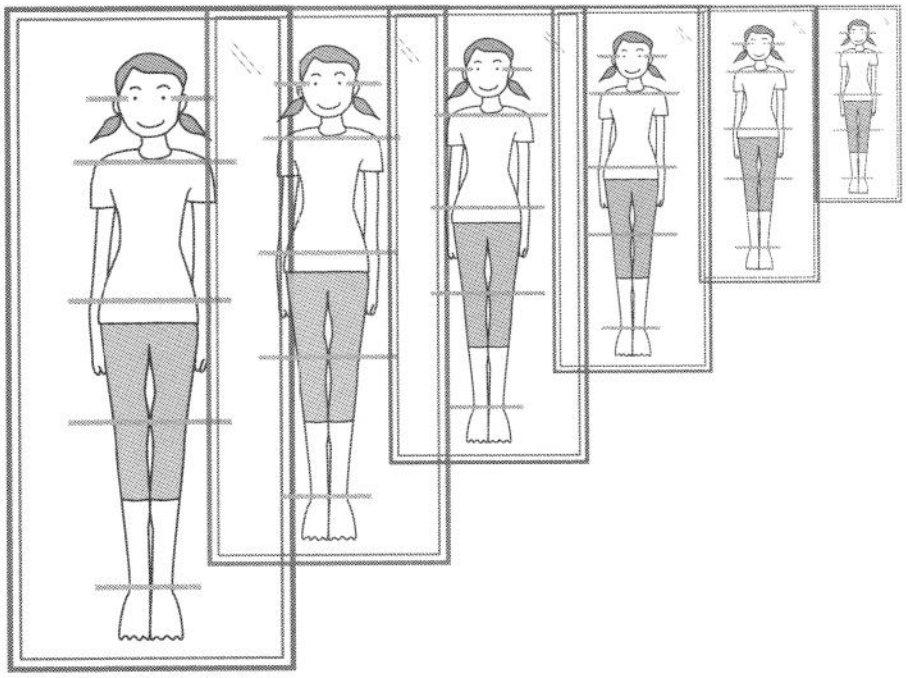

自分の顎のずれと咬み合わせをチェックしよう

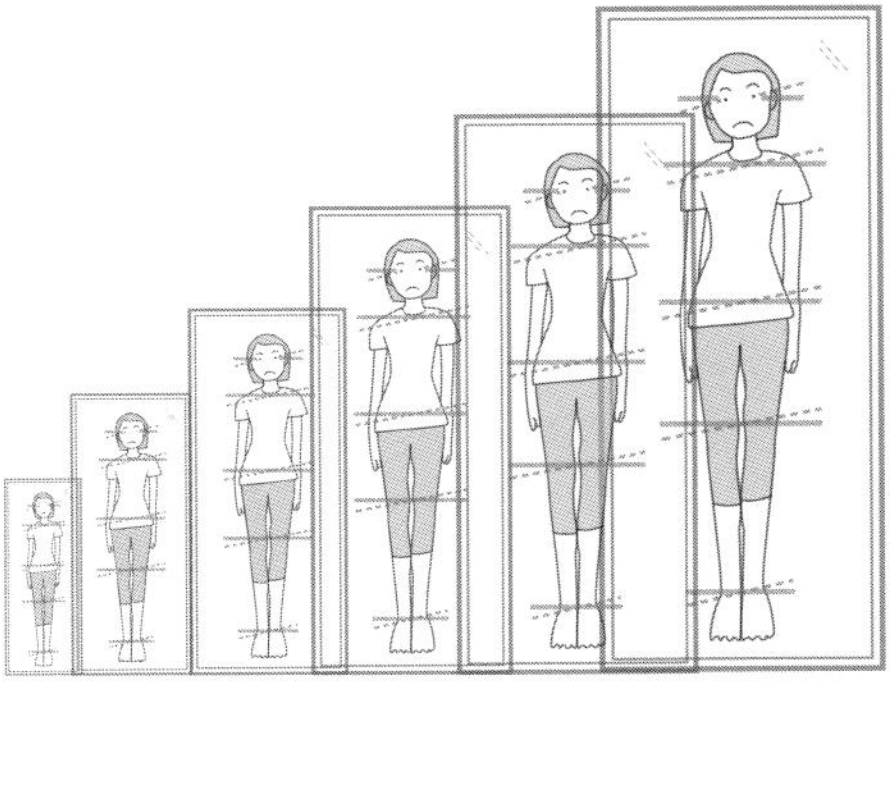

咬み合わせは、私たちの健康を左右するとても重要な役割を担っています。咬み合わせがずれていると、肩こりや頭痛から不定愁訴まで、さまざまな症状を引き起こし、全身の健康にさまざまな影響を及ぼします。

まず、自分の咬み合わせと顎の位置は実際にどうなっているのか、チェックしてみましょう。咬み合わせ不良や顎のずれの有無は、自分でも簡単に検査することができます。ここでは、自分で簡単にずれを検査するためのチェック法とそのポイントについて紹介します。それぞれの図も参考にして、ぜひ自分の咬み合わせに問題がないか、確かめてみましょう。

（1）鏡（姿見）で顎のずれをチェック！

①頭の傾きや姿勢のゆがみを見る

全身が映る鏡（姿見）から少し離れた位置に立って、頭の傾きや姿勢のゆがみを見ます。

チェックポイント

頭が左右どちらに傾いて

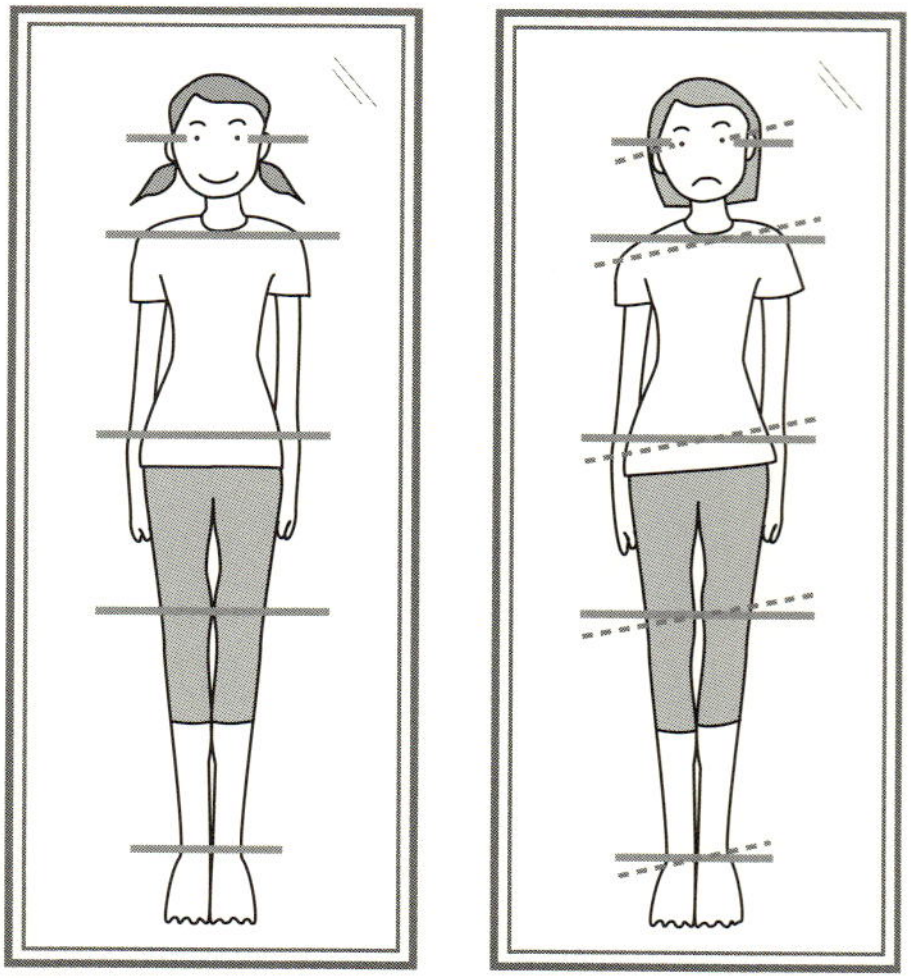

①頭の傾きや姿勢のゆがみを見る

いるか、肩が左右どちらに下がっているか、腰の左右の位置に違いがないか、足の位置は左右均等かなど、姿勢をよく観察します。

②頭蓋骨の水平基準を確認する

左右の目じり、左右の耳の穴（外耳道）の位置を参考に、頭蓋骨の水平基準を確認します。

チェックポイント　人によって目じりや耳の位置は左右で高さが違うこともあるので、二つの水平位置の平均的なところを参考に、鏡からやや離れた位置で顔全体のバランスを見てから水平基準を確認します。

③目じりから口角の距離の左右差を見る

唇のラインが頭蓋骨の水平基準に対してどちらに偏っているかを見て、顎のずれの傾き（左右の高さ、前後の傾き）を確かめます。

チェックポイント　自分の顔を鏡で見たときに、目じり

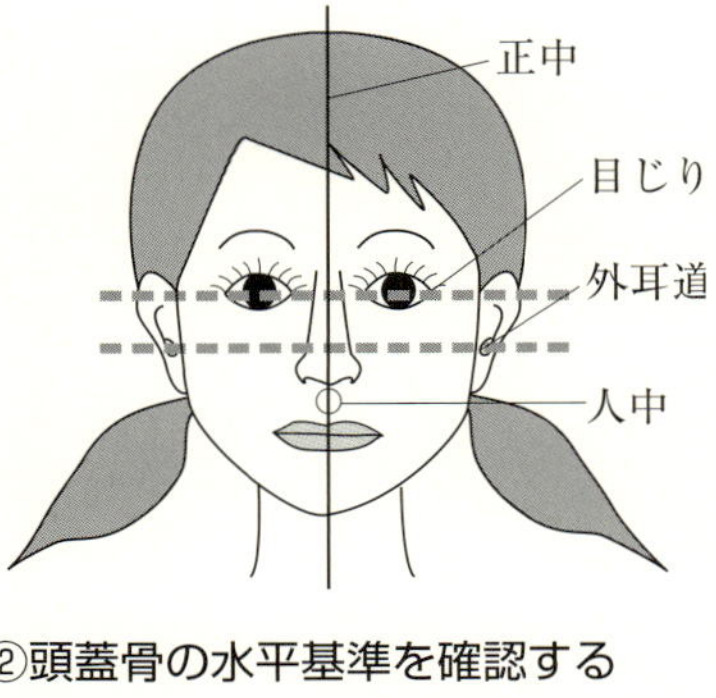

②頭蓋骨の水平基準を確認する

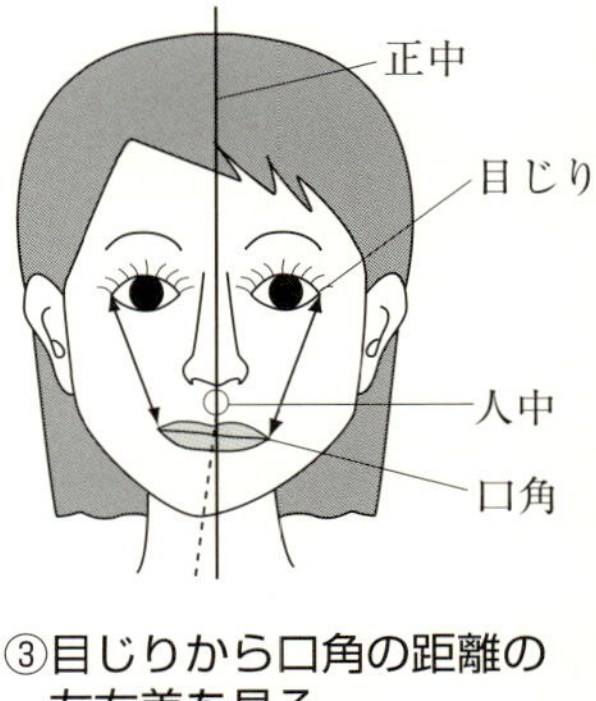

③目じりから口角の距離の左右差を見る

から唇の端の部分（口角）の距離が左右に差がないかを見てください。たとえば、目じりから口角までの距離が左より右のほうが短ければ、顎は右にずれていることになります。

この際、頭自体が傾いていて顎がずれていると見間違うことが多いので、姿見で自分の頭の傾きや姿勢を確認し、意識して頭や姿勢をまっすぐにしてから顎の位置を評価するようにしてください。

④上唇小帯に対する下唇小帯のずれを観察する

顎の位置が評価できたら、今度は口の中を見て、上下の唇をめくると見える歯茎にある縦のひだ（小帯）の位置で顎のずれ（左右の位置）を観察します。

チェックポイント　まず、上の歯茎にあるひだ（上唇小帯）を基準にして、下の歯茎にあるひだ（下唇小帯）がどれだけずれているかを評価します。小帯は比較的個人差がなく、上下の顎の真ん中を示す安定した目印になります。たとえば、上の小帯に対して下の小帯が右にずれていれば、下顎は右にずれていることになります。下の

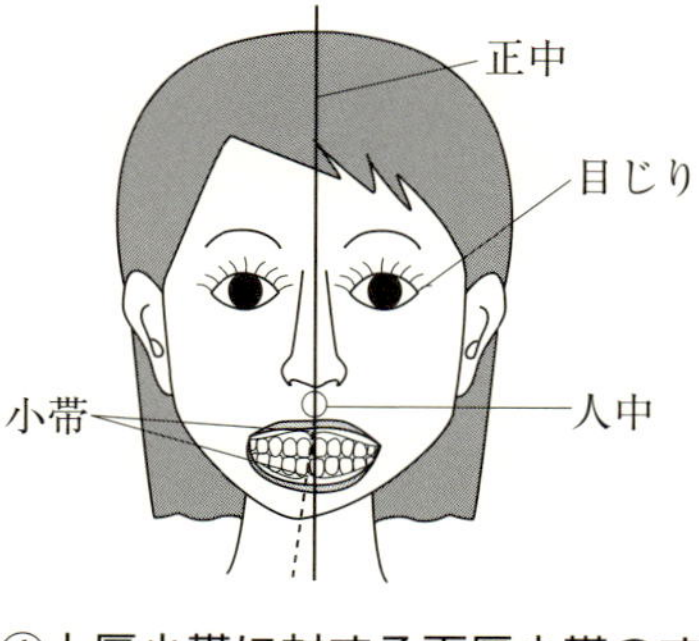

④上唇小帯に対する下唇小帯のずれを観察する

小帯が左にずれていれば、下顎は左にずれていることになります。

前歯の真ん中の上下の中心線を比較する方法もありますが、最近では乱杭歯の人も多く、歯の中心が顎の真ん中からずれていることも多いため、正確性に欠けるきらいがあります。

こうして顎のずれを観察すると、自分の顎の位置がわかってくると思います。顎は単に右や左にずれるだけでなく、左右で高さが異なったり、やや回転した位置で咬み合っていることも多いのです（図1）。とくに、顎のずれが大きく症状が重い場合は、頭蓋骨全体に骨格的な左右差がみられることも多く、ずれ方も複雑です。その場合は、全身にわたっていくつかの基準を参考にしながら顎の位置を評価する必要があります。

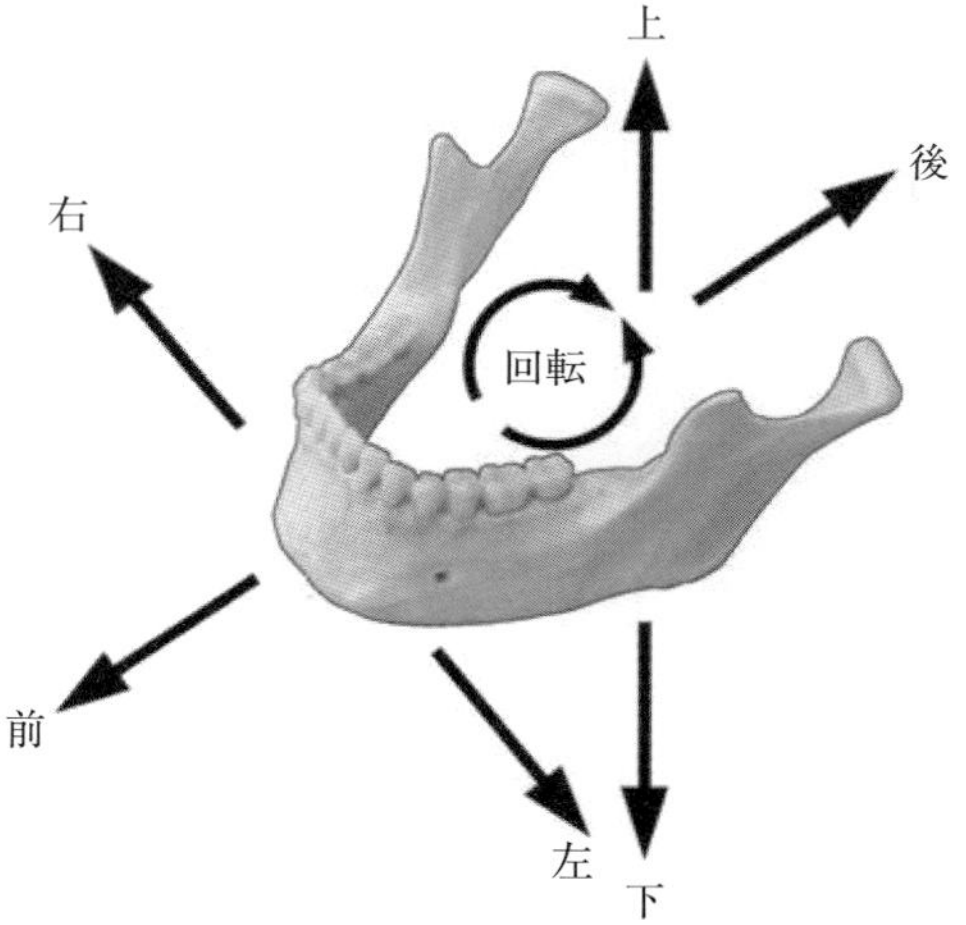

図１　下顎のずれの方向
前後，左右，上下，回転など，複数のずれをあわせもつことが多い。

ですから、いきなり口を開けて顎のずれを見ようとするのではなく、頭の傾きや姿勢など全身と顔貌を観察して顎のずれを予想します。それから実際の口の中を見ると体全体との関係がわかり、複雑な顎のずれが理解しやすくなります。

（２）咬み合わせのずれ方をチェック！

自分の顎のずれがある程度わかったら、咬み合わせのずれ方を調べます。

①顎のずれているほうにティッシュペーパーなどを噛ませ、体操しながら一〇分ほどおく

（１）の④で下の小帯がずれているほう、または（１）の③で見た目じりから口角までの距離が短いほうに、５ミリ弱の厚さにかたく折りたたんだティッシュペーパーやガーゼを顎のずれを修正するように噛ませて、一〇分ほど噛んでおきます。その間、体操（後述）をして顎のずれによりゆがんだ体をほぐします。

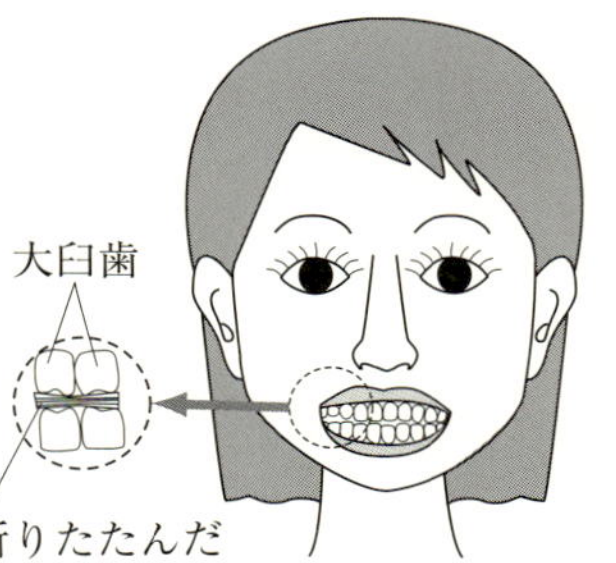

①顎のずれているほうにティッシュペーパーなどを噛ませ，体操しながら 10 分ほどおく

チェックポイント　（１）で確認した顎のずれを修正するように意識して噛むことがコツです。右にずれていた人は少し左に、左にずれていた人は少し右に修正

します。噛むときに鼻筋から唇の裏側の上下の小帯がほぼ同一直線上に並ぶようにするとわかりやすいです。顎の位置が修正され、正しい位置で噛めていれば、しばらくすると肩や首が軽くなると思います。さらに、背伸びをしたり前屈したり、体や首をひねったりなど、体操をすることで体のゆがみが取れてきます。このとき、姿見で姿勢の変化も見てください。顎のずれが大きかった人なら、頭の傾きが少なくなり、肩の高さが左右そろってきて、体がまっすぐになっていると思います。この姿勢をよく覚えておいてください。

②噛んでいたものを外し、口を開けたままにする

噛んでいたティッシュペーパーやガーゼを外し、すぐに歯を咬み合わせないで、そのまま口を開いたままにします。

チェックポイント　口をすぐに閉じないように注意してください。

③一度口を大きく開けてから、コツンと歯が当たるところまでゆっくり閉じる

鏡で顎の動きをよく観察しながら、開いたままにした口を一度大きく開けて、ゆっくり、ゆっくり顎を閉じていきます。コツンと歯が当たったところでいったん閉じ

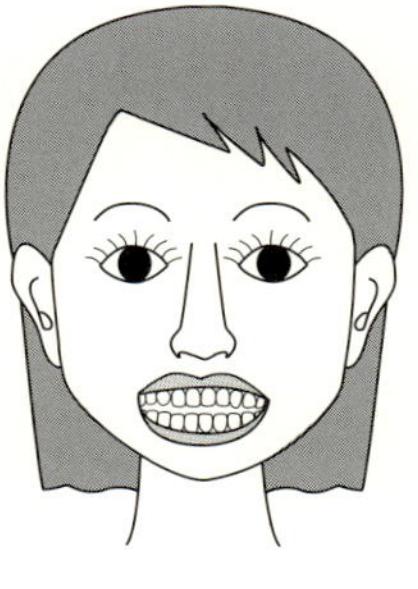

②噛んでいたものを外し，口を開けたままにする

るのを止めます。

チェックポイント ゆっくり顎を閉じていったとき、顎のずれがある人は完全に歯が咬み合わさる前に、どこかの歯がコツンと当たってしまうはずです（早期接触という、137ページ参照）。顎のずれがなければ、歯列全体が同時に当たり、素直に咬み合わさります。とにかく、コツンと当たったところでいったん顎を閉じるのを止めることが重要です。

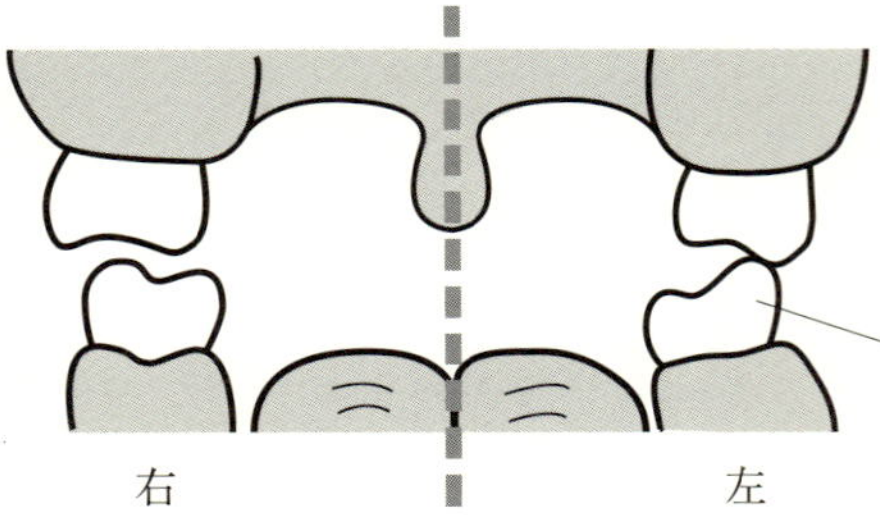
左の歯並びが悪いため，噛み込む前に左の歯が当たってしまう（早期接触）
下の歯が内側に少し倒れている

③一度口を大きく開けてから，コツンと歯が当たるところまでゆっくり閉じる（顎が右にずれる咬み合わせ例）

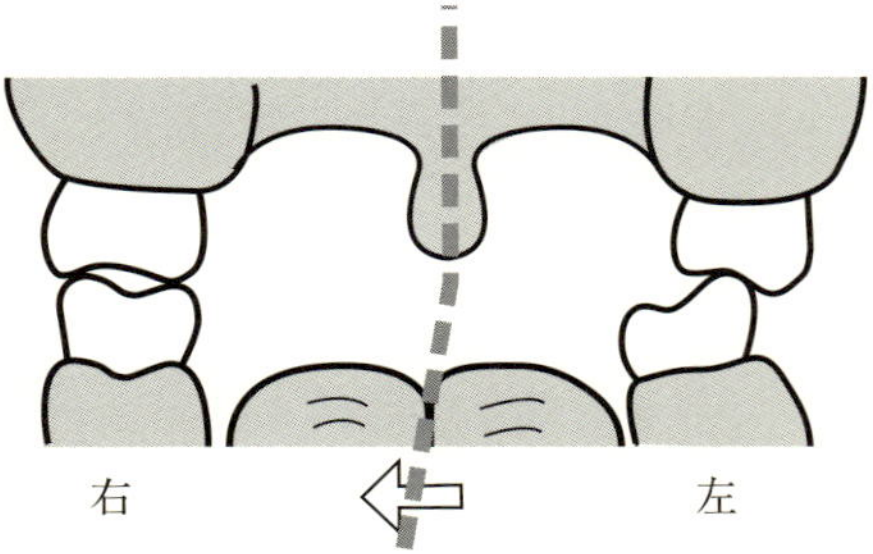
最後まで噛み込むと左の歯の早期接触により，顎が右にずれてしまう。それにより右側の歯もよく噛めない

④コツンと当たって止めた位置から，さらに噛んでずれを調べる（顎が右にずれる咬み合わせ例）

④コツンと当たって止めた位置から、さらに噛んでずれを調べる

鏡を見てよく観察しながら、コツンと歯が当たって顎を閉じるのが止まった位置から、さらに最後までゆっくり噛みます。

チェックポイント　最後までゆっくり噛んだときに、前後左右にずれながら噛むようであれば、それが咬み合わせのずれです。顎を閉じるのを止めたところから、ゆっくり自分の顎の動きを観察しながら歯を咬み合わせることです。

また、もとに戻して一〇分くらいしたら姿勢をもう一度確認してみてください。ティッシュペーパーなどで顎のずれを矯正することで整っていた姿勢が崩れて頭が傾いたり、肩がどちらかに下がったり、姿勢とともに肩や首が重い感じまでもとに戻っていると思います。ずれを支えていたティッシュを取ることで、みるみるもとのゆがんだ姿勢に戻ってしまうのです。

一度ではうまくいかなくても、今述べた手順で何度かじっくり調べれば、必ず顎のずれが見えてくるはずです。

あなたの咬み合わせはどうでしたか。咬み合わせのずれを放っておくと、肩や首のこりか

ら頭痛、腰痛、ときには全身のさまざまな不定愁訴にまでつながります。たかが咬み合わせ、されど咬み合わせです。

自分の咬み合わせのずれに気づいた今こそ、改善のチャンスです。さあ、咬み合わせのずれを治して、より快適な生活を手に入れましょう。

第1章

原因不明の症状は
咬み合わせ不良が原因だった

1　咬み合わせ不良が引き起こすさまざまな体の異常

今、二十代の若者を中心にして、食事のときに顎《あご》が痛い、開かない、ギシギシ鳴る、あるいは噛めないといった症状とあわせて、どこで噛んだらよいかわからず気持ちが落ち着かない、イライラする、集中力が続かない、頭が重い、疲労感があるといった不定愁訴を訴える人が増えています。これらの人には、むし歯がある人は少なく、むしろ歯そのものはきれいな人も多いのです。しかし、その人たちの歯をよく見ると、咬み合わせが悪く、顎がずれてしまっている人がとても多いのです。

(1) 肩こり、頭痛から睡眠障害まで症状いろいろ

最近、歯科治療を希望する患者さんのなかには、以下のような症状を訴える人がたいへん増えています。

- ●肩こり・首こり
- ●頭痛・腰痛
- ●手足のしびれ・股関節痛
- ●視力の低下・耳鳴り

表1-1　咬み合わせ不良が原因で現れる症状

顎口腔系	顎関節雑音，顎関節痛，開口障害，咀しゃく障害，嚥下障害，舌痛，発音障害など
身体症状	背・肩・首のこり痛み，腰痛，手足のしびれ，腕が上がらない，つまづき，股関節の痛み違和感，膝の痛み，手足の冷え，視力低下，狭窄，耳鳴り，ふらつき，疲れやすい，動悸，不整脈，姿勢のゆがみ，顔貌の非対称など
精神症状	不眠，不安症，集中力低下，記憶力低下，うつ症状など

- ●睡眠障害
- ●動悸・冷え
- ●集中力低下・不安症・うつ症状

このような症状は、咬み合わせ不良が原因になっていることもよくあるのです。咬み合わせ不良で起こる症状を表1-1にまとめました。どれも一見、歯とは関係のないように思えますが、ここには「咬み合わせ」という共通した大きな問題があるのです。

このような患者さんは咬み合わせがしっくり合わないため、顎をずらして噛んでいるのです。咬み合わせの不良と右記のような症状をもつ病気は、顎偏位症《がくへんいしょう》または咬合《こうごう》関連症候群とよばれ、最近急速に増加しています。こういった咬み合わせが悪いことで顎偏位症を起こしている場合は、咬み合わせの治療（咬合治療）が必要となります。

（2）飲み込むように食べる——退化傾向にある現代人の咬み合わせ

実際に顎偏位症の患者さんの歯並び（歯列）を見てみます。歯列は大きくひずみ、乱れた形態をしています。噛む力も弱く、いつも飲み込むように食べているのが特徴です。歯列は顎を使うことにより発達します。詳しくはあとで説明しますが、現代の咬合治療を必要とする患者さんの一つの特徴として、顎を使わないことにより歯列の形態と咬み合わせが退化的傾向を示しているのです。

私が調査した日本人と同じモンゴロイドのモンゴル遊牧民の歯列の模型と、顎偏位症の人の歯列の模型を図1‐1に示します。顎偏位症の歯列に比べ、モンゴル遊牧民の歯列は左右対称で美しい形態をしています。このような美しい形態の歯列をもつ日本人は、今の団塊の世代より前の人たちに多くみられます。一方、顎偏位症で咬合治療を必要とする患者さんは若い世代ほど急速に増えているのです。

（3）外形、姿勢、歩行、呼吸、顔貌にも現れる

「噛めなくてイライラするのです。体がフラフラして落ち着きません」と訴え、咬み合わせの治療を希望する人が増えています。これらの咬合治療を受ける患者さんは、顔色が青白い、覇気がない、目がうつろで動作が緩慢、などという特徴があります。また、思春期後半

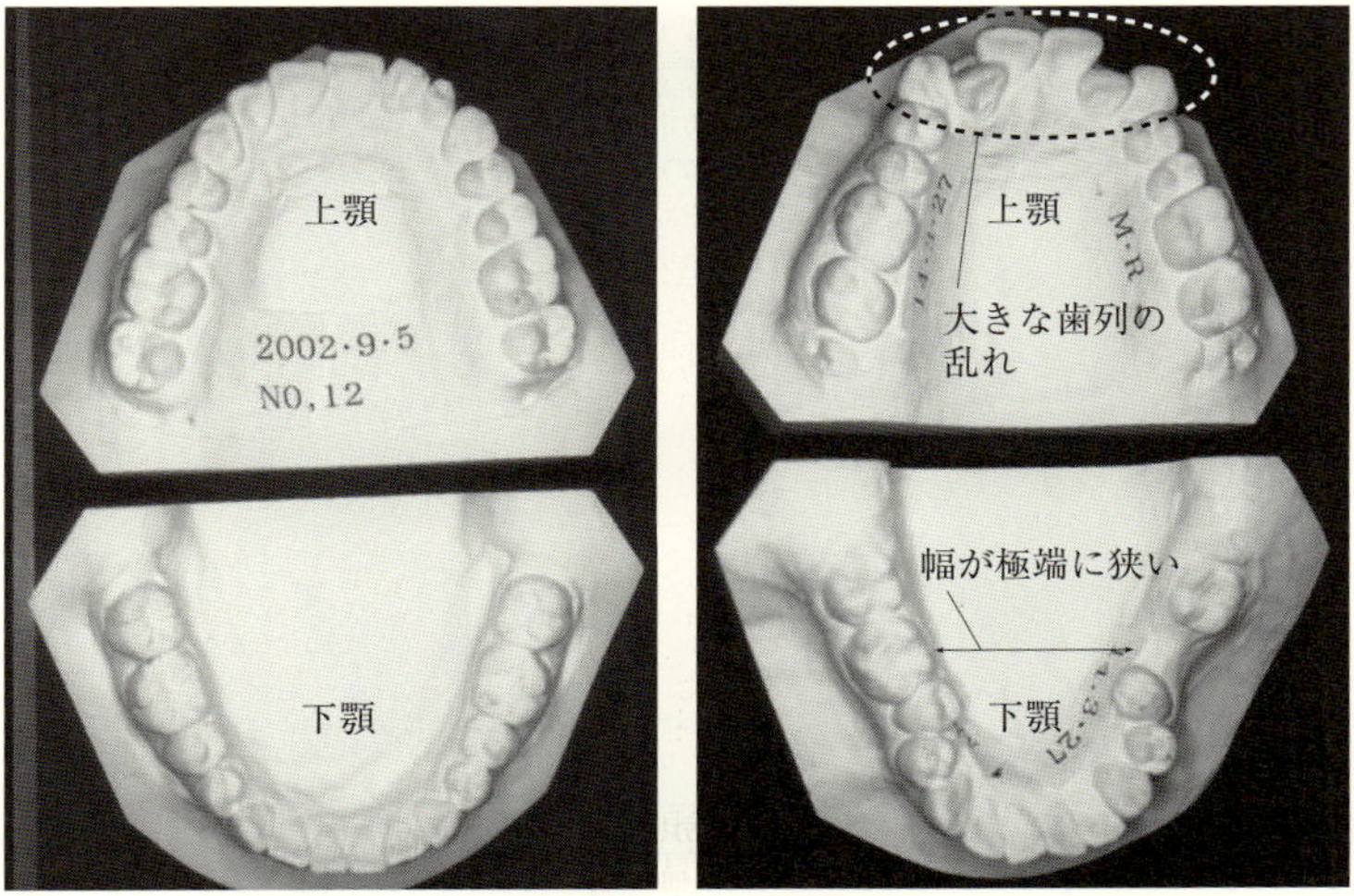

左右対象で機能的な形の歯列

図1-1　モンゴル遊牧民の歯列（左）と顎偏位症の人の歯列（右）の模型

の十代後半から三十代前半の人に多くみられ、だいたい十七、十八歳ぐらいから症状がはっきり出現し、だんだん悪化していく傾向がみられます。

図1-2は咬み合わせ不良の患者さんの姿勢を撮影したものです。全体的な印象として訴えたいものがありながら、それを表に現すエネルギーがないという感じを受けます。この方の問診票を見ると、噛めない以外に頭痛、肩こり、不眠、不安、気力がないなど、さまざまな訴えがあります。

私は患者さんが診療室に入ってくるようすから観察します。すると、立っているときは上半身の重心がうしろに

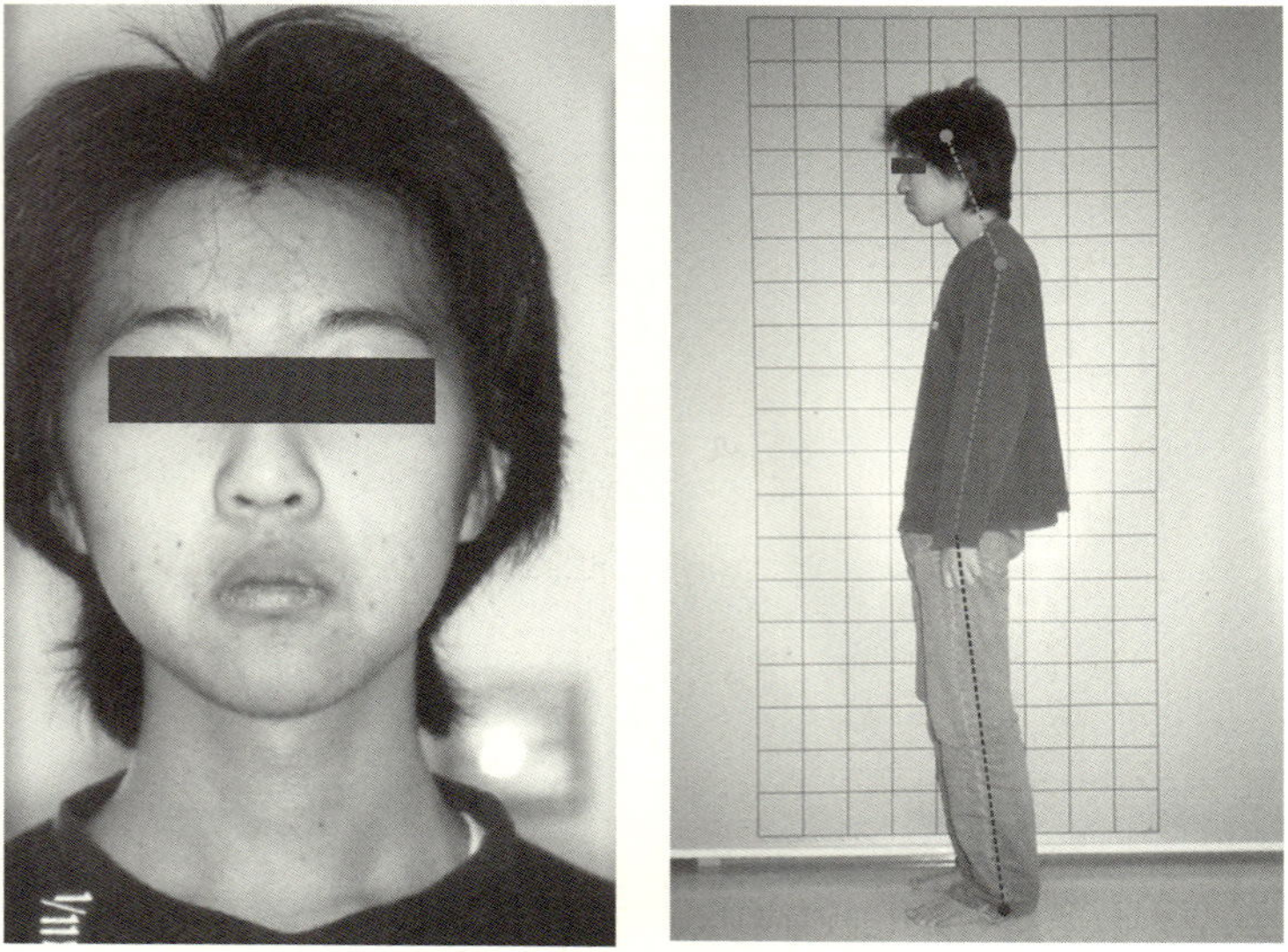

図 1-2　咬み合わせ不良の患者さんの顔と姿勢の例
顔は細面で，とくに下顎が小さい。筋力に乏しく，猫背で上半身の重心がうしろにあり，一見，押せば倒れそうな姿勢が認められる。

なり、歩いているときは体がやや前に倒れ込むようになり、重心が前に移動します。肩が内向きに曲がり頭が少し前に出る、いわゆる猫背で、足を引きずるような歩き方なのです。

椅子にかけてもらって問診している間も、「生きているのがやっと」というように肩を上下させて呼吸しています。話をしていないときにも口はあまり閉ざさず半開きの状態で、口で呼吸をしているのです。顔を正面から見ると、頬骨が目立ち、口元がやや年老いた印象を受けます。いってみれば、顔の骨の上にダラリとした皮膚が乗っかっているような印象です。本来、骨と皮膚の間にあるべき筋肉や適度な皮膚の張りはどうしたんだろう、といった具合なのです。

噛めないという訴えの下に、実際に口の中をのぞいてみると、歯を数本失っていたり、むし歯などの治療が多く施されていたりするケースは意外と少ないのです。十代後半から三十代前半の若い患者さんが多いので、歯に治療の手が入っていない人が多いのは当然といえます。

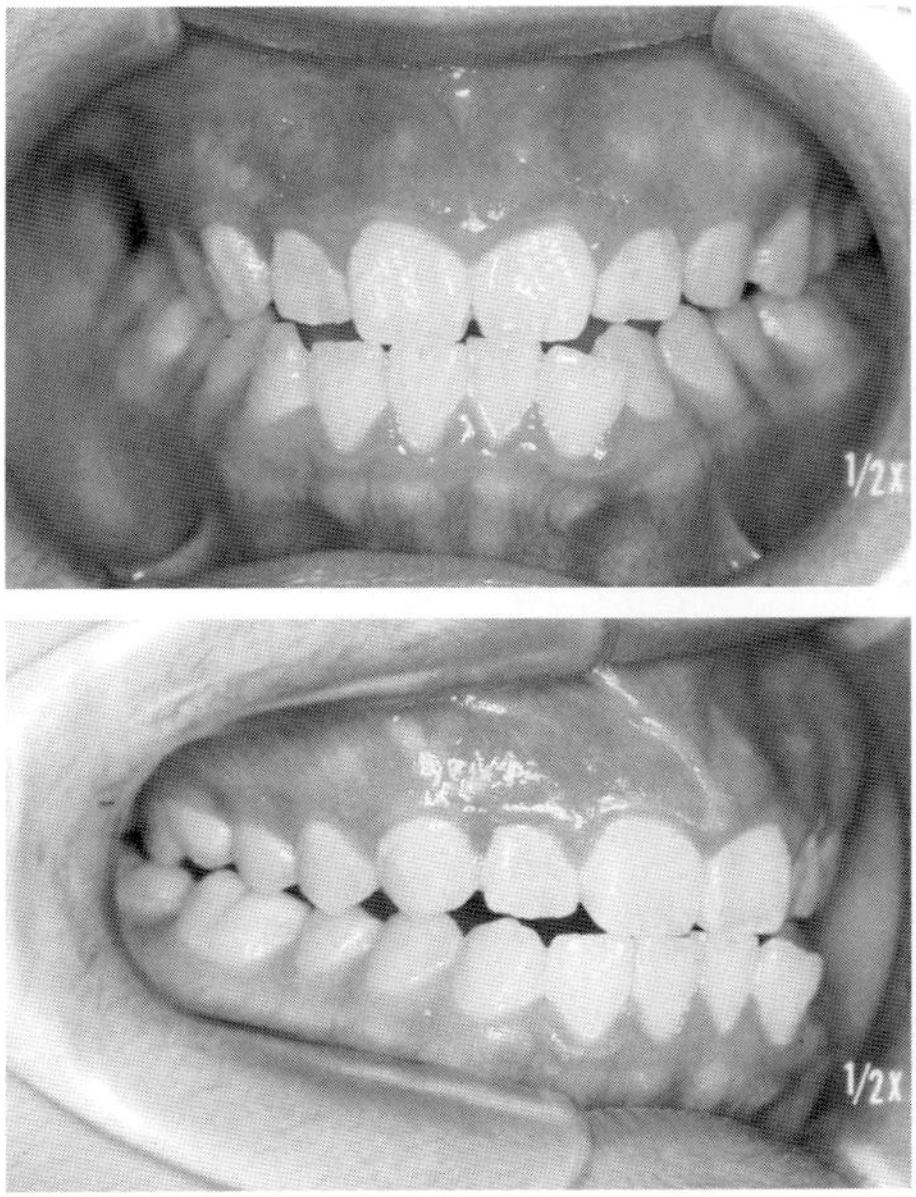

図1-3　咬み合わせ不良の例（上：前から，下：横から）
すべての歯が噛み込むことなく，咬み合わせは非常に不安定で，横から見てもすき間が多いのがわかる。

しかし、噛めないと訴える患者さんには、決定的に正常とは異なる点があります。それは、咬み合わせです。私たちが食べものを噛むときは、上下の歯が当たって咬み合わされてから離れるまでに、わずかですが間があるのが普通です。それは、食べものをまず粉砕し、次にすりつぶすためのリズムです。しかし、噛めないと訴える患者さんの咬み合わせは、上下の歯が当たってすぐ離れてしまい間がないのが特徴です。それは、拍子抜けするような歯が当たっているだけの咬み合わせなのです。いってみれば、歯が咬み合わさるというより、ただ単純にカッカッとぶつかっているような感じなのです（図1-3）。

（4）若者にみられる体の異常の特徴

◆えくぼが小さくなり、鼻唇溝《びしんこう》ができる

にっこりしたり、はにかんだりしたときに、口元に小さなえくぼ現れる人がいます。えくぼは、表情筋のなかの笑筋《しょうきん》という筋肉が主に関係してできます。顔の表情をつくる表情筋は皮膚のすぐ下にあり、目や口、鼻などを動かすさまざまな筋肉があります（図1-4）。人間の表情筋はほかの動物に比べ非常に発達しているので、人間はいろいろな表情をつくることができるのです。えくぼは、笑筋をはじめとする口元を構成する複数の表情筋のちょうど交差点にできます。表情筋がきれいに収縮することで、交差点が窪んだ形になり、えくぼになります。

えくぼは、しっかりとした表情筋があればすべての人にできるというものでありませんが、

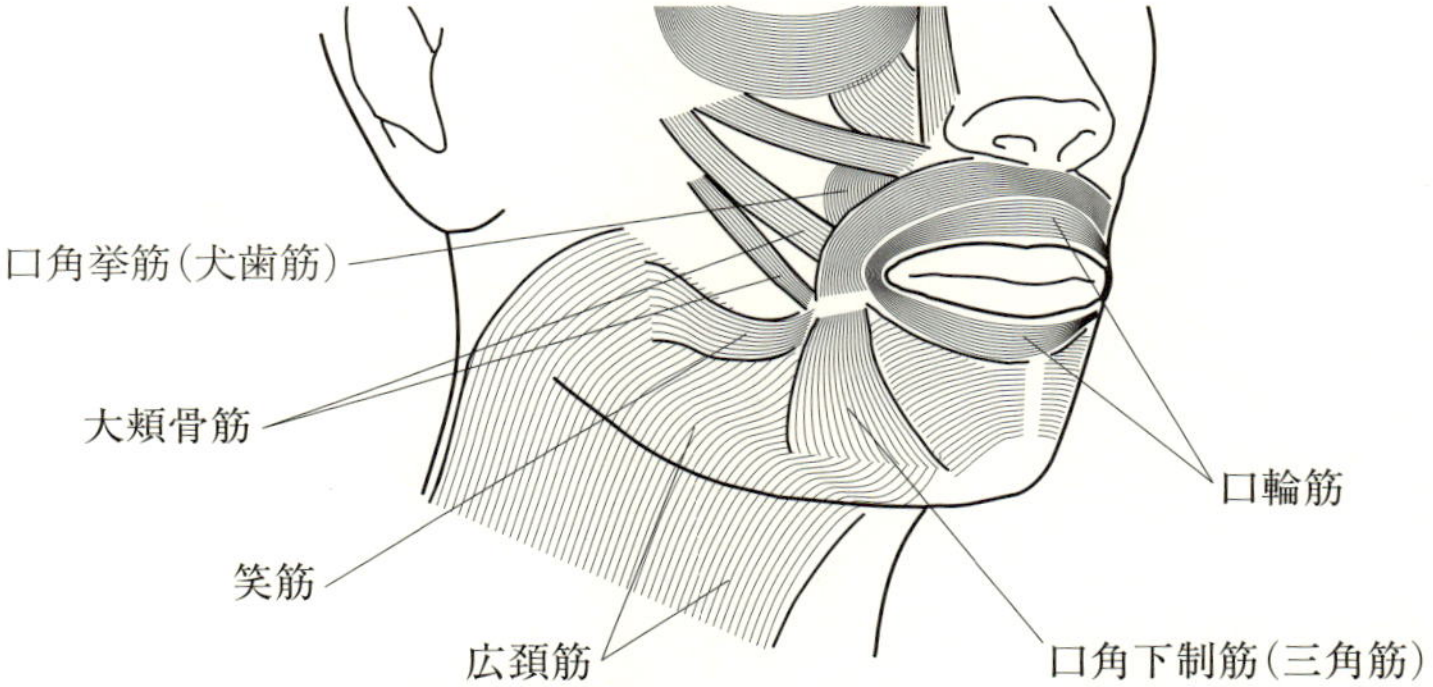

図1-4　口のまわりの表情筋
複数の筋肉が協調して豊かな表情をつくることができる。

最近街行く人々の表情を見ると、はっきりとしたえくぼが少なくなったように感じられます。以前は、雑誌の表紙を飾るタレントの顔には当たり前のようにえくぼがみられましたが、最近は頬がたるんで、のっぺりとした顔の若い人たちが増えています。

また、鼻の横から口元にかけて八の字に広がる鼻唇溝（法令線ともいう、図1-5）が、二十代の人に多くみられるようになりました。鼻唇溝は頬のたるみや表情筋力の低下によってつくられ、一般に加齢とともにはっきりする傾向が

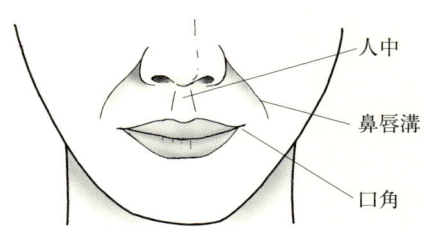

図1-5　鼻唇溝と人中
加齢とともに筋肉が衰えて，口角が下がり，鼻唇溝がはっきりしてくる。

あります。

最近の若い世代は筋力の低下が著しく、それにともなって表情筋力も低下しているため、えくぼができず、鼻唇溝がつくられているものと思われます。そのためか、最近はいろいろな方面で表情をつくる美顔体操のようなものが話題となっています。

◆麺がすすれずムニャムニャ食べる

顔の筋肉に関係したことで、もう一つ気になることがあります。それは、ラーメン屋でラーメンを口先だけを使ってムニャムニャと食べている人たちのことです。とくに、二十代くらいの比較的若い世代に、このように元気のない食べ方をしている人が増えているように思われます。日本では、そばを食べるときのように、ズルズルとするように食べるのが本来の麺類の食べ方です。しかし、食の欧米化が進んだこともあり、最近は、あまりズルズルと音をたてて食べるのはマナーに反する、と考えている人も多くなっているようです。

ところが、実際にムニャムニャと食べている人たちに、なぜすすらないのかと聞いてみると、「上品に食べるために」ではないのです。「麺をひと息にすすることができず、たとえすすれたとしてもズルズルズッズーと続かない」というのです。つまり、ムニャムニャとしか食べられないのです。

若者たちが麺をすすることができないのは、まず口の周辺の筋力の不足によるものです。麺をすするときは、口周辺の筋肉のみならず上半身の筋肉も連携してはたらいています。今、目の前にラーメンがあるものとして麺をすするようにしてみてください。口が少しすぼまり、のどから胸、お腹のほうまで筋肉が緊張しているのがわかるはずです。すすれないのは、これらの筋肉を連携させて麺をすするのに十分な吸い込む力（陰圧）を上手につくれないからです。たとえ上半身の筋肉だけである程度吸う力をつくることができても、口周辺の筋肉が不足している人は、しっかり口をすぼめられずに吸う力が漏れてしまいます。

◆増える犬食い、犬噛み

ラーメンなどの麺類をすすれないばかりでなく、口を閉じないでクチャクチャと音をたてて食事をする若者も増加しています。私たちの世代は、「食事をするときにはお茶碗を持ち、箸で口まで食べものを運び、口に入れたら口を閉じて食べなさい」と教わったものです。食器に口を近づけ、かき込むようにして口に入れて音をたてて食べる姿を「犬食い」といいますが、以前より犬食いの状態が進んで、さらに犬に近くなっているような光景をよく目にするようになりました。犬のように口をしっかり閉じないで音をたてて食べているときの顎の動きを観察すると、まさに犬の顎の動きのように単調な動かし方になっているのです。

つい最近までは、食べているシーンは「モグモグ」という表現が使われていました。これは、食べものを口を閉じて奥歯ですりつぶすように食べているようすを表現しているといえます。このときの顎は、奥歯のあるうしろのほうで動いています。

しかし、今はモグモグというより「パクパク」「クチャクチャ」といったようすで食べています。このような食べ方では、どちらも口がしっかりと閉じられていないために、食べる音が口の外にこぼれてしまうのです。また、その音も、モグモグという低くしっかりとした音に比べ高く単調です。このときの顎の動きは、奥歯よりも前歯などの顎の前方（口先付近）での運動が中心で、上下動が大きく単調です。まさしく「犬噛み」なのです。その動きは、奥歯を左右にやや回転させるように食べる人間本来の咀しゃくパターンとは違います。

動物をみていると、それぞれの食性に合わせた咬み合わせができる歯並びをしています。肉食動物は犬歯が発達していて、獲物を一撃でとらえ食いちぎるのに適した歯並びをしています。一方、草食動物は臼歯が発達していて、草を食いちぎりすりつぶして咀しゃくするのに適した歯並びをしています。

ヒトは雑食なので、噛み切るのに適した形態の前歯と、すりつぶすのに適した形態の奥歯とがバランスよく配置された歯並びをしています。歯の形態は長い間の進化によって獲得されたもので、遺伝によって決定づけられています。しかし、それぞれの歯がうまく咬み合うためには、しっかりと使い込むことが必要です。使い込むことによって、はじめて成熟した咬み合わせになるのです。

犬噛みの人の顎や咬み合わせには大きな特徴があります。犬噛みの人の個々の歯はヒトの歯の形態をしていますが、全体的に咬み合わせの面に磨耗があまりみられず、四十代になっても奥歯の歯の角が残っています。顎の形や歯の並び方は、幅が狭く奥行きのある縦長ですな形なのです。つまり、形態的にも犬の顎のよう（図1-6）。つまり、形態的にも犬の顎のようこいい印象を受けますが、昔の日本やモンゴルの調査（次ページ「コラム1」参照）でみられたような、どっしりと顎のえらが張った本来のモンゴロイドの顔貌とは違っています。

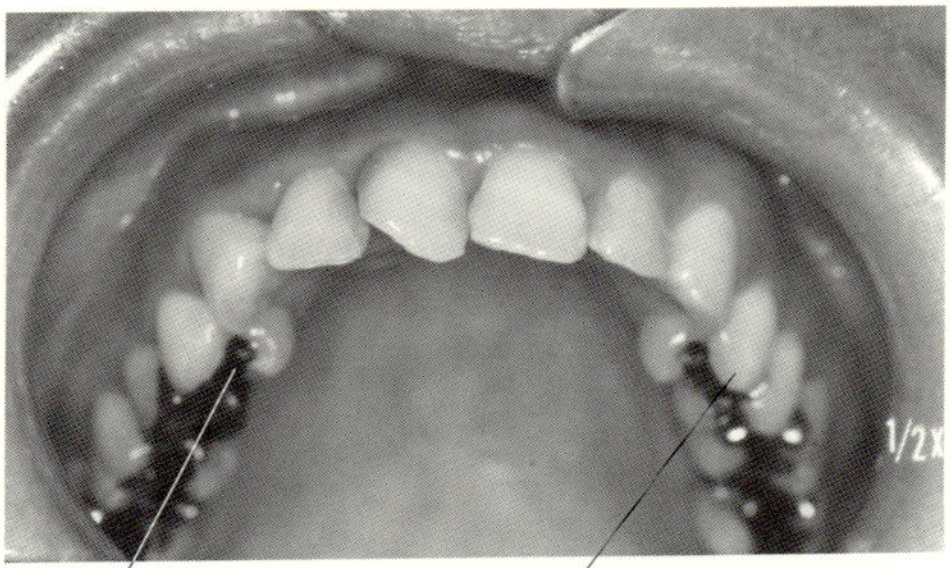

図 1-6　犬噛みの人の歯列例（34 歳女性）
歯列が縦長で幅が狭い。歯の中心の溝が深く，口頭頂とよばれる山の部分がとがっている。そのため，顎を咬み合わせると歯の山と谷が深く咬み合って，顎の運動が横方向に動きにくく，上下運動主体となる。

【コラム1】

モンゴル人が日本人になる

　中国の北に位置するモンゴルには、日本の国土の四倍の面積に約二七〇万人の人々が暮らしています。私たちは、二〇〇一年と二〇〇二年の二度にわたりモンゴルを訪れました。日本人と同じモンゴロイドであるモンゴル人の咬み合わせと彼らの生活習慣や食生活を調べ、日本人と比較するのが目的でした。私たちは、モンゴルの南にあるゴビ砂漠周辺の草原で暮らす遊牧民の家族を訪問し、調査しました。

　モンゴルの遊牧民は、皆はにかみやでしたが、顔はピチピチとして健康的に輝いていました。キュッとしまった口元と、えくぼが印象的でした（図1-A）。彼らの骨格は、すばらしくたくましいものです。いわゆる顎のえらが張った角張った顔をしている人が多く、日本人のように顎が曲がっている人はいませんでした。咬み合わせの力を測ると一〇〇キログラム近くを記録する人も多数いて、測定器が壊れるほどの威力でした。

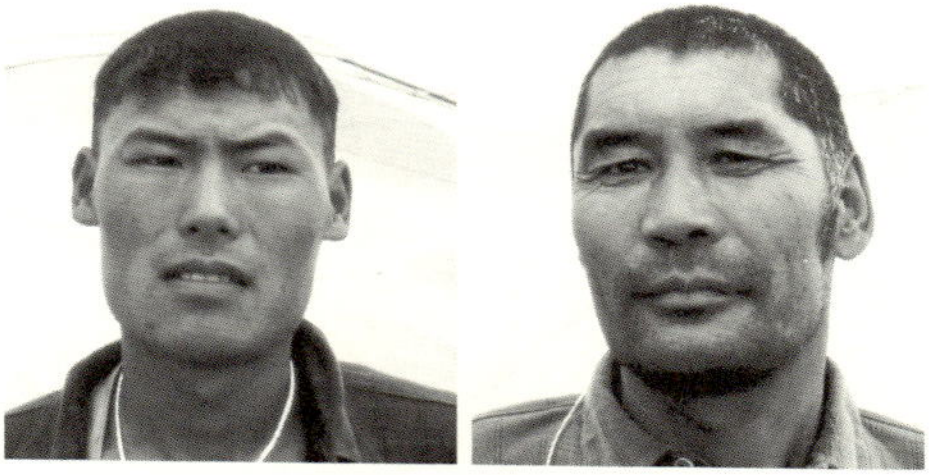

図 1-A　モンゴル遊牧民の親子の顔
親子とも顎の発達がよく筋肉量も豊富。咬合力は父親が 89 kg，息子が 117 kg を記録した。

　また、顎の形の目安となる顎の角度（下顎角）は、日本人に比べ非常に優秀な値でした。下顎角は下顎のうしろの部分の立ち上がりを測ります（図1-B①）。通常、顎のえらが張っているというのは、この部分が角張っていることを指します。この部分は顎につく筋肉の量に関係し、この部分が角張っているほうが噛む力も強い傾向があります。遊牧民の下顎角は平均一一六・四度で日本人の一二四・一度に比べよい結果が得られました。この角度が九〇度に近いほうが顎の張りが強いことを示します。また、噛む力を表す咬合力も遊牧民が平均六四・一キログラムで、日本人の四六・三キログラムに比べ、より強い顎をもつことがわかりました。

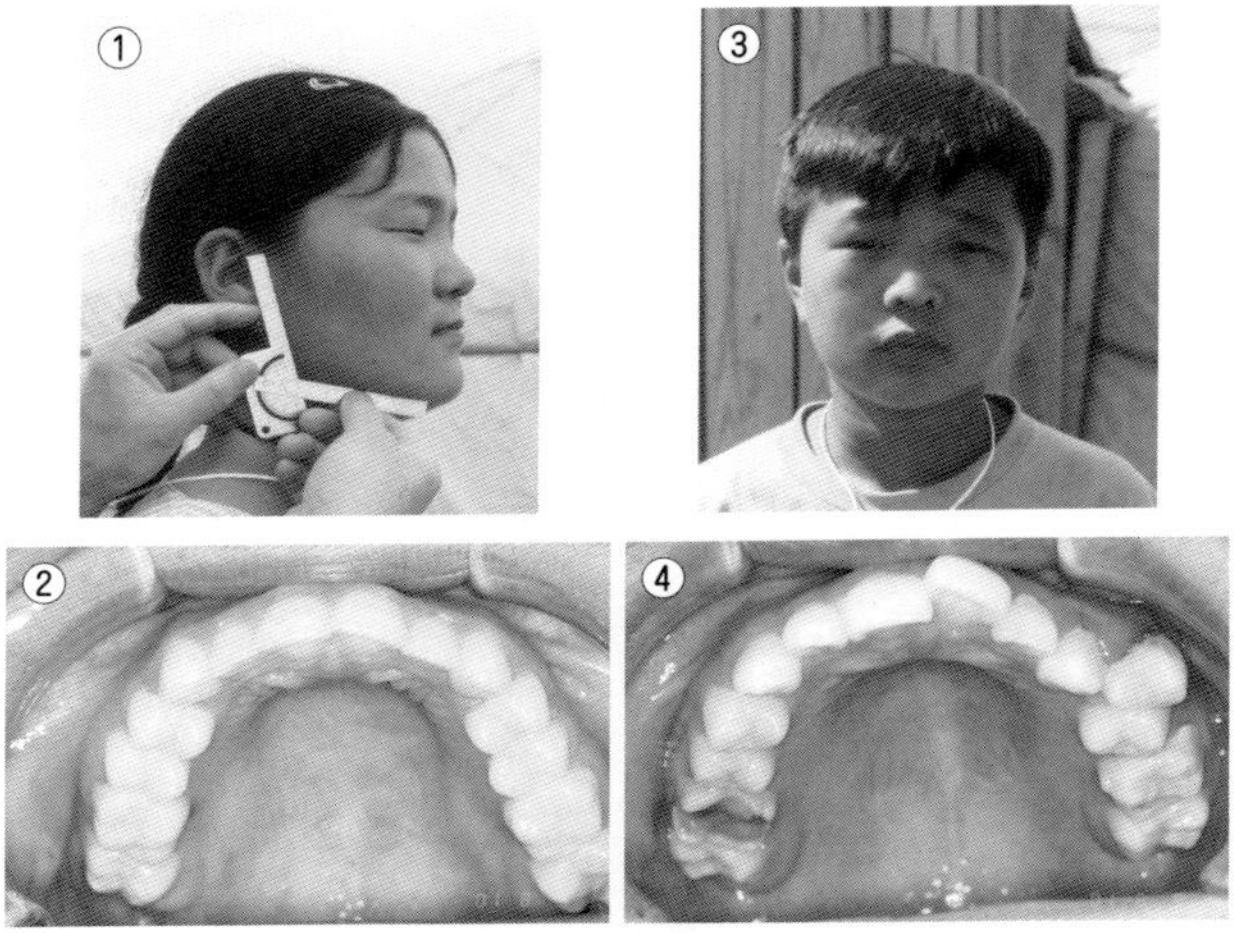

図 1-B　遊牧民の少女（左）と首都の少年（右）の顔と口腔内

左：しっかりとした顎をもち，額から下顎の先端にかけて平坦なモンゴロイドの典型といえる顔。①は下顎の角度（下顎角）の計測。②の口腔内は，歯列が整い，歯の萌出（生える）量も十分にある。咬合力は 72 kg，下顎角は 117 度を示した。

右：モンゴルの都市部では，輸入加工食品が多く，日本と同様の食生活が営まれている。口元はゆるく，頬に張りがない（③）。歯列は乱れ，むし歯や歯肉炎が認められる（④）。

　そのような顎をもつ彼らの口の中を見ると、直立に生えた歯が並び、二十代半ばだというのにしっかりとした歯の磨耗面がみられました。四十代あたりでは早くも歯の表面のエナメル質がなくなり、その下にある象牙質という部分まで磨耗して露出していました。これは、モンゴルの遊牧民が日常的に歯をくいしばって仕事をし、かたいものを食べている証なのです。今の日本には、二十代で歯の磨耗面がみられる例や、四十代で象牙質まで磨耗している例はほとんどありません。

　モンゴルの遊牧民は、小さ

いときから家族総出で、大自然の中を馬にまたがり家畜とともに日が暮れるまで働いています。食事は簡素ですが干し肉や乾燥チーズなどかたいものを食べ、伝統的な生活習慣を守って暮らしています。そうした遊牧民をみていると、同じモンゴロイドとはいえ、私たち日本人は宇宙人のように感じられました。それは、体から発せられる生命力というかエネルギーの違いともいうべきものでした。最近、街で見かける地べたに座り、ダラリとした風貌の人は、この地では、とうてい生きていけそうにないと思われました。しかし、このような厳しい環境のなかで暮らすたくましいモンゴル人も、環境が変われば体も変わってしまうのです。

モンゴルの首都ウランバートルでは日本と同様に加工食品が多く、伝統的な食生活ではなく欧米型の食生活をする人が多くなりました。そのような生

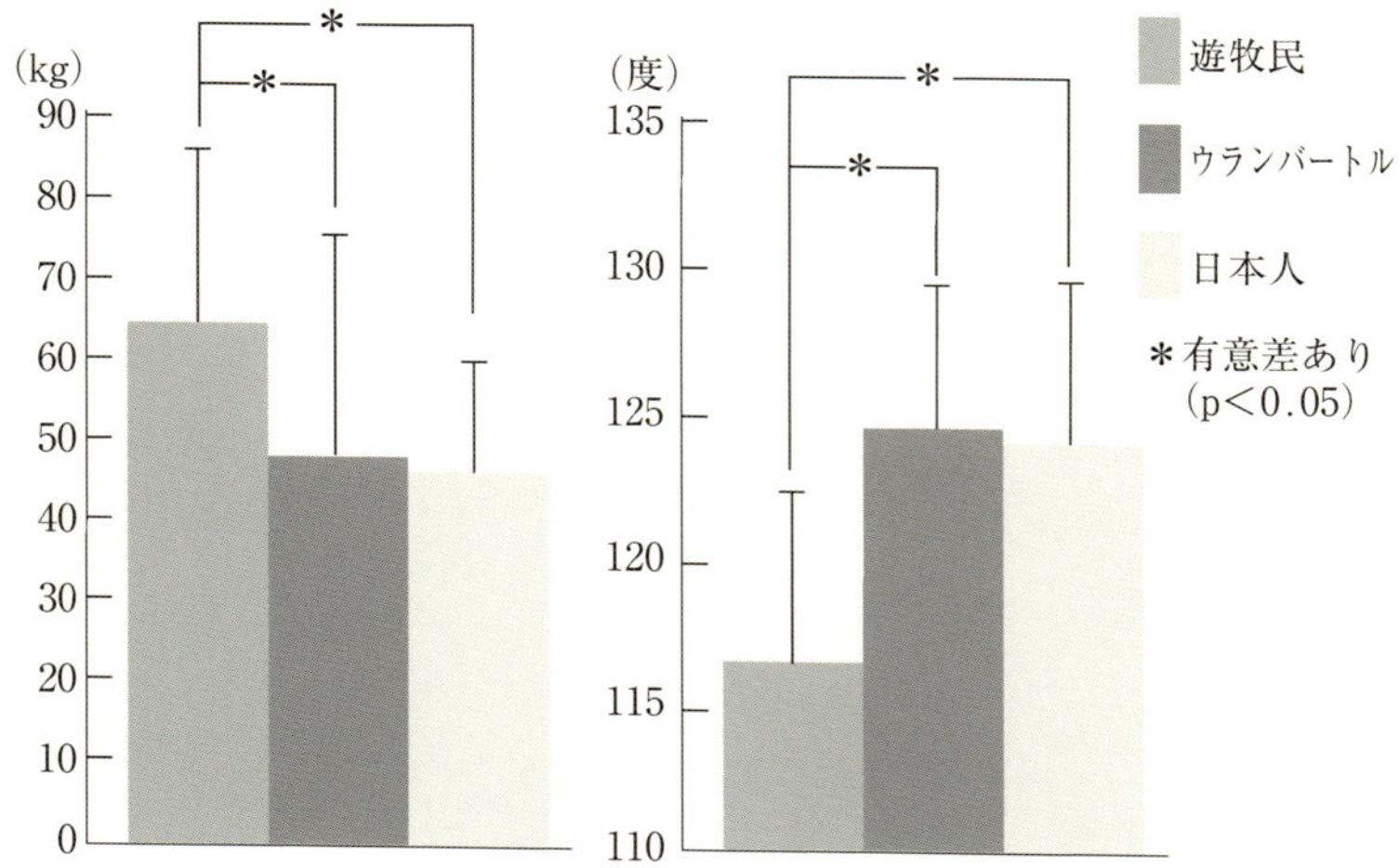

図 1-C　モンゴル人（遊牧民, ウランバートル住民）**と日本人の咬合力**（左）**と下顎角**（右）**の比較**

遊牧民はウランバートルの人たちや日本人に比べて咬合力が強い，下顎角が小さい，顎の形がよいという結果が得られた。下顎角が小さい（90 度に近い）と，咀しゃく筋によって顎が垂直に効率よく力を発揮することができる。

活環境で暮らすモンゴル人を調査したところ、顎の形は細い、咬合力は弱い、歯は乱杭歯で歯の頭がしっかり出ていない、という傾向がみられました（図1－B④）。まさに日本人と同じような状態といえるのです。また、日本の国立大学に留学するモンゴル人が、「一緒に連れてきた子どもたちが日本の食生活になじんでしまって、帰国してもモンゴルの食事をかたいからと食べたがらず、顔形が日本人になってしまった」と話していました。このようなことからも、食生活を中心とした生活環境が身体に及ぼす影響の大きさを感じることができるのです（図1－C）。

◆口元が左右にずれて顔が曲がっている

咬み合わせは顔の形に大きく影響しています。赤ちゃんと老人の顔を前から見た場合、顔の形が非常に似ています。赤ちゃんは、まだ顎が未発達で細く、歯が生えていません。鼻の下から下顎の先端の「おとがい」とよばれるところ（いわゆる梅干ができるところ）までの顔面全体に対する距離の割合は成人に比べて小さく、鼻より上の割合が大きいのです（図1-7左）。一方、老人の顎は加齢にともない骨が自然と細くなり、歯は失われていきますので、やはり顔面全体に対する鼻の下からおとがいまでの距離の割合が小さくなります（図1-7右）。

わかりやすくいえば、赤ちゃんと老人の顔は、顎の骨が細くて咬み合わせる歯がないため、

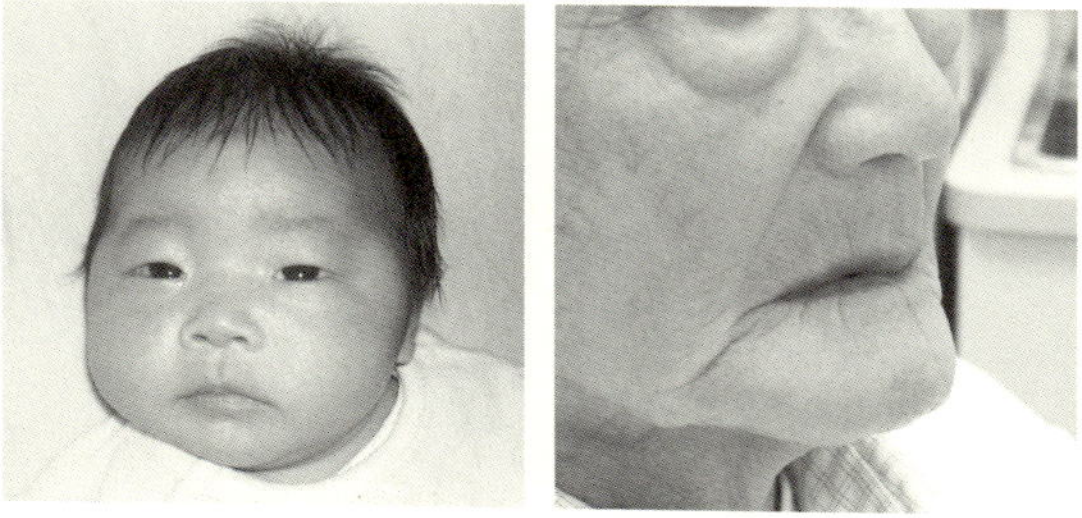

図 1-7　乳児と老人の顔

つぶれたような顔になります。これは、誰にでもみられる生理的な現象です。

歯を失って咬み合わせが変われば顔の形も変化しますが、歯があっても咬み合わせがずれていれば顔貌は変わります。たとえば、鼻のすぐ下にある人中とよばれるすじが鼻の軸より左に傾いていれば、咬み合わせが左にずれていることが多く、咬み合わせが右にずれていれば人中は右に傾いて、目じりから口元の距離が左より短くなって曲がった顔貌になります（図1-8）。前歯や奥歯の上下が互い違いに生えていると咬み合わせがずれて、顎が左右どちらかにずれて顔が曲がって見えることがよくあります。

顎がずれているのは現代人ばかりではありません。古代人の骨にも、いわゆる受け口といって骨格的に下顎が発達して前にずれているものや、顎が後方へ引っ込んでいるものがよくみられます。また、顔を横から見れば顎のラインに個人差がみられます。こういった顎の特徴は現代人にもみられます。しかし、古代人の顔の骨を正面から見れば左右対称のものが多いのですが、現代人の顔を正面から見ると口元が左右のどちらかにずれて曲がっている人が多いのです。この顎のずれが咬み合わせのずれとなって、いろいろな症状を引き起こすようになるのです。

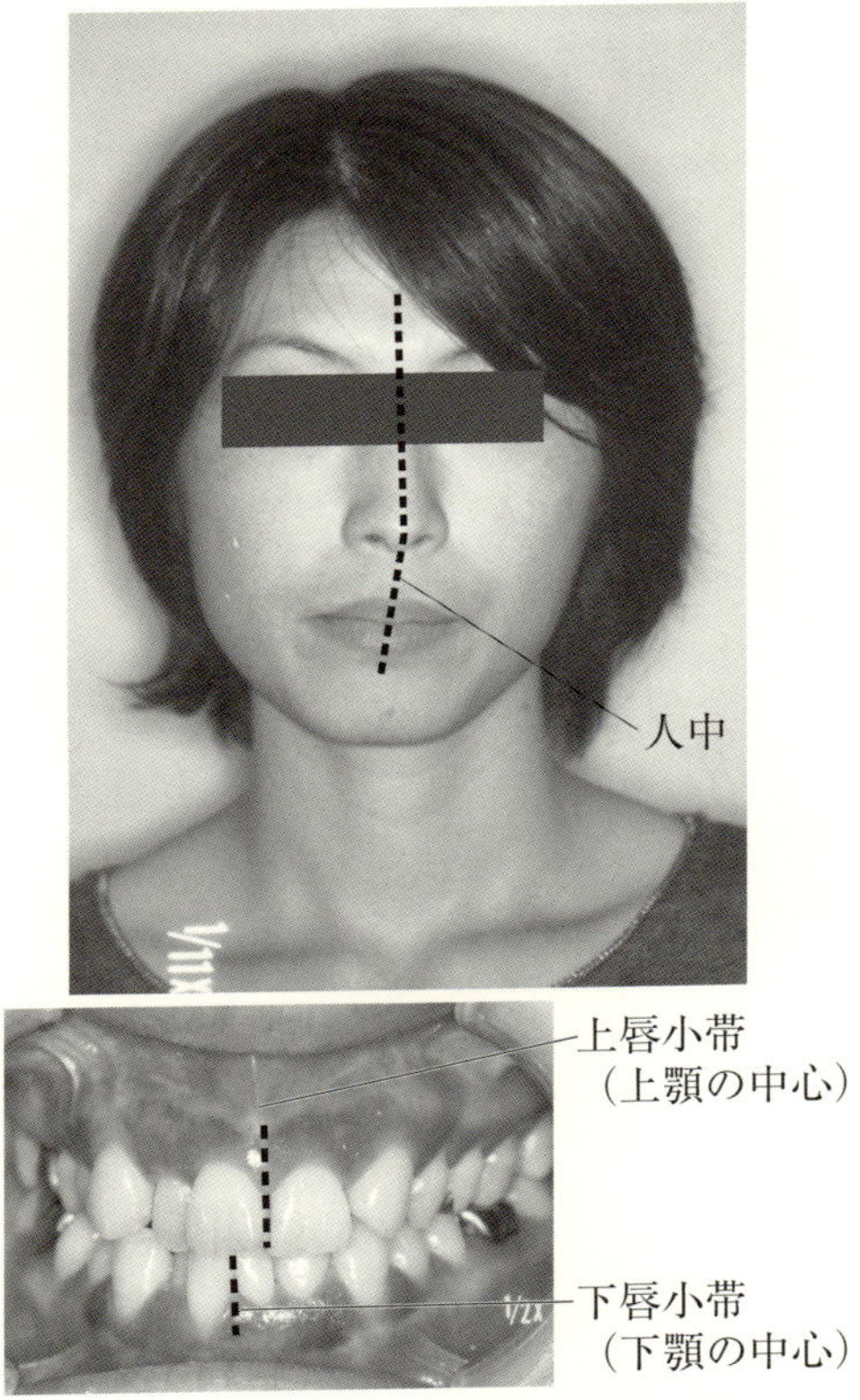

図 1-8　人の顔の中心（人中）と顎のずれ
目と鼻を基準とすると口元が右に傾いている。目じりから口元の左右の距離が異なり，右のほうが左よりも短い（上）。口腔内の歯列も下の歯列が右に寄り，顎がずれているのが確認できる（下）。

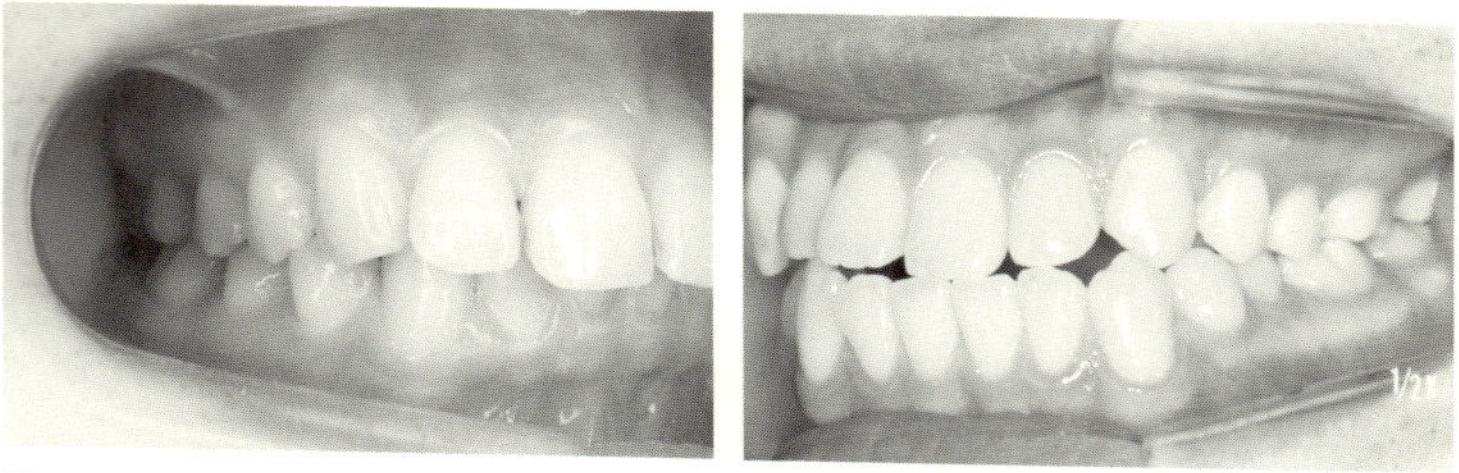

図1-9　正常な咬み合わせ（左）と浅い咬み合わせ（右）
正常な咬み合わせ：上の歯列に対し下の歯列が正しく噛み込んでいる。奥歯から前歯にかけて歯の萌出（生える）量も十分にある。
浅い咬み合わせ：咬み合わせても歯の間にすき間がみられる。上下の前歯が先端で当たり，咬み合わせが非常に不安定。奥歯の萌出量が十分でなく，歯が半分，歯茎の中にもぐっている。集中力がなく，頭痛や顎の痛みを訴えていた。

（5）正常な咬み合わせと浅い咬み合わせ

歯科治療の前に歯や歯肉、骨などいろいろな診査（医学的視点で調べること）をしますが、そのなかでも咬み合わせは重要な項目です。咬み合わせの診査では、上の歯と下の歯がどのように接しているか、どのように顎を動かすことができるのかを診ます。最近、上下の歯を咬み合わせたときに、互いにとがった先でコツンとぶつかって止まる浅い咬み合わせ（図1-9右）が非常に多くなっています。

歯の頭は複数の盛り上がっている山の部分と溝になった谷の部分でできています。正常な咬み合わせであれば、その山と谷の部分が上下互い違いに咬み合って顎を安定させています（図1-9左）。この安定した咬み合わせが、効率よく食べものを粉砕し、すりつぶして飲み込みやすくするのです。また、力

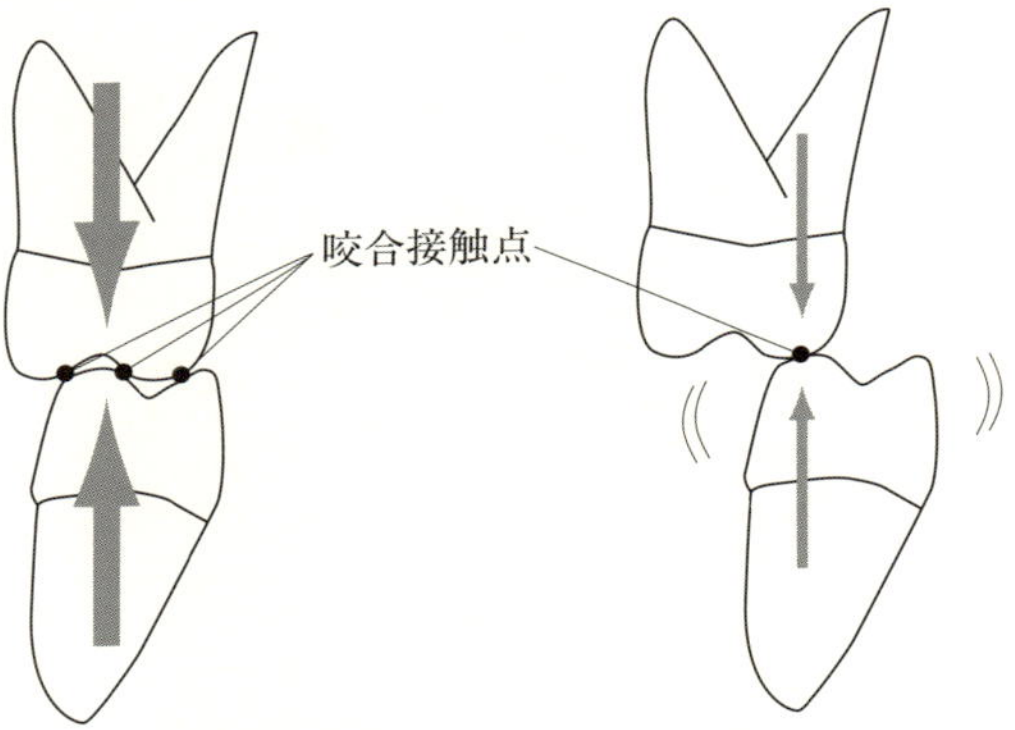
咬合接触点
安定した咬み合わせ
歯の山と谷が大きく接することで，下の歯からの力を効率よく上の歯に伝達できる
不安定な咬み合わせ
歯の接触面積が少なく不安定で，噛む力も十分に出せないため，食物をうまくつぶせない

図 1-10　安定した咬み合わせと不安定な咬み合わせ

を入れて踏ん張るときには、無駄なく上下の歯が力を顎に伝達することができるのです（図1-10）。

ところが、噛んでいるとはいいがたい、浅い咬み合わせの患者さんが最近多くなっています。お互いのとがった山の部分が当たっているので、咬み合わせがたいへん不安定です。噛んだときの音も、正常な咬み合わせの人が前歯だけで噛んだようなやや高い音を発します。

この咬み合わせの場合は、山と山の部分が当たり、その隣には谷と谷の部分が大きなすき間をつくっているのですぐにわかります（図1-9右参照）。まさに、地に足が着いていない、つま先立ちのような咬み合わせです。これではとても、口の中で食べものを上手に粉砕してすりつぶし、食感を楽しみながら唾液となじませ、味わったのちに飲み込むという一連の咀しゃく動作を十分できるとは思えません。このような咬み合わせの場合、普段からあまり噛まずに食べものを飲み込んでしまうので、前述した犬噛みのような顎の動きを示すことが多いのが特徴です。

2 咬み合わせ不良だと全身症状はなぜ起こる？

（1）咬み合わせ不良が全身症状を引き起こす四つの原因

咬合治療を必要とする患者さんが訴える全身症状は、大きく分けて次の四つの原因によって引き起こされます。実際には、これらの原因が複合して起こっています。

①歯の当たりに問題がある――咬合接触の不良

咬み合わせが悪い原因の一つに、個々の歯の咬合接触が悪いことがあげられます。歯の頭の中心でなく端の部分で咬み合わせが当たれば、顎が不安定になりやすくなります。また、咬み合わせの高さが部分的に高くても低くても、咬み合わせ全体に悪影響を及ぼします。なぜなら、歯は一本一本は別々ですが、顎の骨によって連結されているからです。たとえば、咬み合わせが一か所でも高くなると、全体の咬み合わせの当たりが弱くなってしまいます。このように、咬み合わせの当たりが一か所悪いだけで、咬み合わせ全体が不完全なものになってしまうのです。

このちょっとした歯の当たりが悪いだけで、顎が不安定になったり、顎をずらして噛んだり、または無理な力を使って噛んだりすることになるのです。そのため、顎の関節や顎を動かす筋肉に症状が出ることがよくあります。

②顎のずれ（顎偏位）

上顎や下顎の位置がずれることを顎偏位といいます。顎のずれは、咬合接触の不良、偏った噛み癖、顎の骨自体の成長のゆがみ、歯を失うことによって起こります。顎が大きくずれると、顎の関節、咀しゃく筋への影響が大きくなり、頭の重心が乱れるため、体の姿勢にまで影響を及ぼします。そのため、顎のずれは単なる咬合接触の不良の場合よりも症状が重く、また影響も体の広範囲に及びます。

③咀しゃく筋の筋力低下

部分的な咬み合わせの不良や顎のずれがある場合でも、ある程度咀しゃく筋がしっかりしていれば、それ以上顎がずれずに、その影響を最小限にとどめることが可能です。

しかし、咀しゃく筋の筋肉量が不十分だと、ちょっとした咬み合わせ不良でも簡単に顎が大きくずれてしまいます。

また、咀しゃく筋の筋肉量が少ない人は、顎の形態が小さく不完全であるため、歯並びがよくありません。そのため、咬み合わせが悪くなり、顎がずれて全身症状を引き起こします。さらに、ちょっとした姿勢の変化によっても重力の影響で顎が動きやすく、たいへん不安定になります。咬み合わせを正しく修正しても、それを維持する筋力が乏しいので、たいへん厄介です。

④咀しゃく筋の過緊張

細かい仕事や物事に長時間集中する習慣があり、そのときに歯を咬み合わせている人は、咀しゃく筋を続けて緊張させています。歯を少しだけ接触させているつもりでも、顎には数キログラムの力がかかっているのです。歯をくいしばると頭の位置も安定し集中できますが、それが長時間に及ぶと咀しゃく筋や顎の関節に負担が生じます。そこに部分的な咬合接触の不良や顎のずれがあると、さらに咀しゃく筋や顎関節に負担がかかり、少しずつ頭の位置や姿勢に影響を及ぼし、症状が出てきます。

（2）咬み合わせ不良が全身症状を引き起こすメカニズム

咬み合わせの感覚と運動を司る神経は、構造的にもたいへん特徴があります。脳から出た

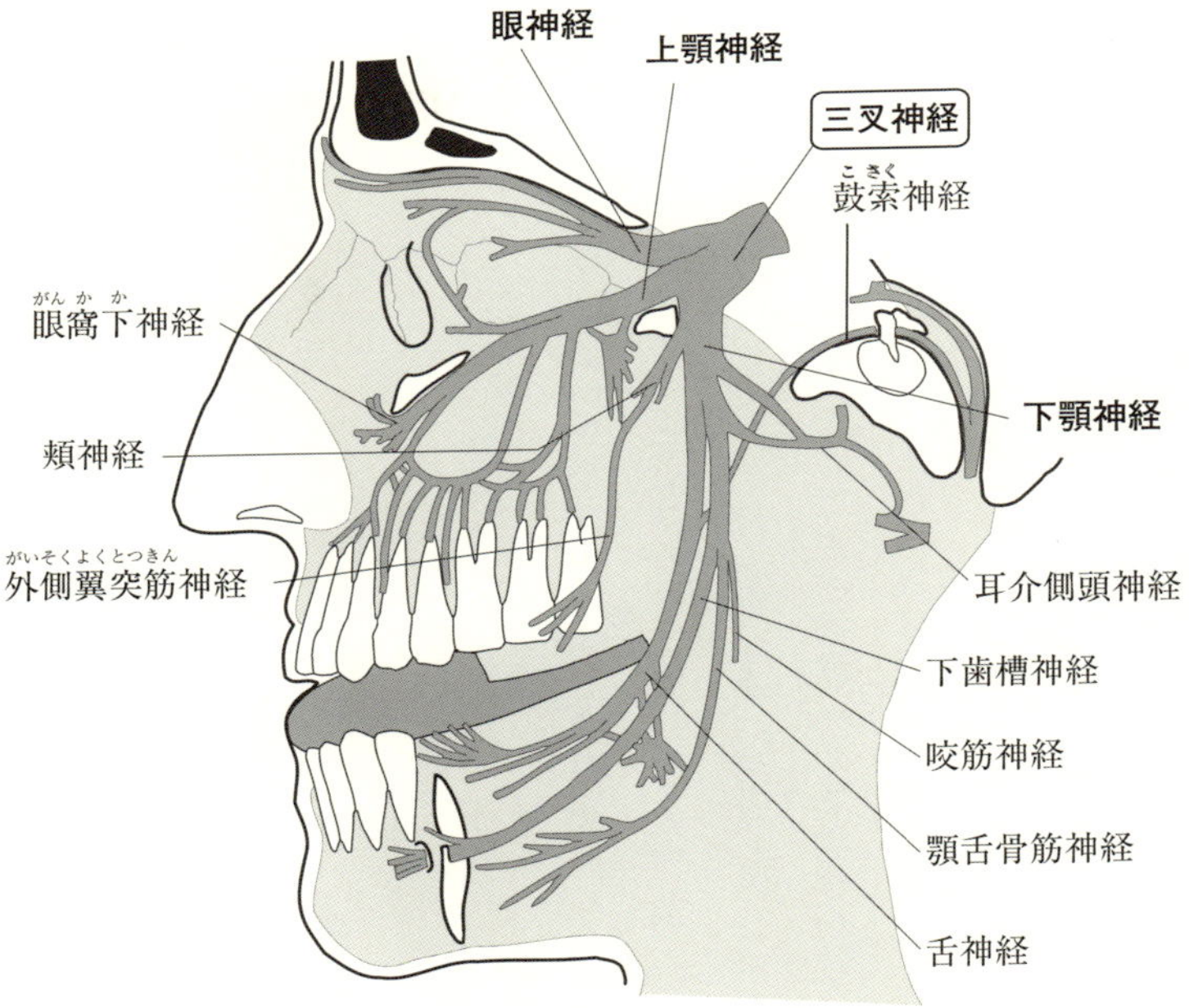

図 1-11　三叉神経
三叉神経から出た神経は多くの枝に分かれ，咀しゃく筋の運動や顔面の感覚を司る。12 対ある脳神経のなかで最大である。
（慶応義塾大学医学部 船戸和弥先生 HP より許可を得て改変）

神経は、脊髄以外に一二本の大きな枝に分かれて直接末梢へつながっています。そのなかで咀しゃくに関係するのは第五番目の神経で、三叉神経といわれています。

　この三叉神経は、脳から出た一二本の枝のなかで最も太い神経で、眼神経、上顎神経、下顎神経の三つに分かれます（図1-11）。このそれぞれの神経に感覚を司る知覚神経があり、下顎神経には筋肉を動かす運動神経もあります。知覚神経は顔の皮膚感覚、鼻腔および口腔の粘膜、角膜、結膜、歯髄、歯根膜、舌の前部三分の二、咀しゃく筋、顎関節の知覚を支配します。また、下顎神経の運動神経は四つの咀しゃく筋（咬筋《こうきん》、側頭筋、外側翼突筋《がいそくよくとつきん》、内側翼突筋）、顎舌骨筋、鼓膜張筋などを支配しています。しかも、この三叉神経は太いだけでなく、三叉神経核とよばれる神経が集まって連絡し合う場所が中脳から脊髄上部まであり、ほかの神経に比べてきわめて長く、また他の神経との距離も近いのです。このような構造のため、咬み合わせが悪いと想像もしなかったさまざまな不定愁訴につながると考えられます。

咬み合わせは、この三叉神経によって感覚的にも運動的にも支配されています。したがって、咬み合わせが悪い場合には、異常を知らせる信号が咀しゃく筋や歯を通じて中枢に向かって発せられます。そのままにしておくと、この異常信号が絶えず強力に脳に対して出し続けられることになり、その影響で他の神経へも悪影響を及ぼし、さまざまな症状が引き起こされると考えられています。体の神経は電気刺激によって情報を伝えています。咬み合わせが悪いことで絶えず異常を知らせる電気刺激が脳に送られていると、その異常信号が送られるまわりの神経にも異常を起こさせてしまうのです。それによって、めまいや動悸など、ほかの臓器の神経症状が引き起こされると考えられます。

表1-2　咬み合わせ不良の主な原因

歯列不正 不適切な咬合接触 親知らずの咬合干渉 不良補綴物 不適切な歯列矯正 下顎の前後左右回転などの偏位（ずれ） 顎骨の形態異常	咬合平面のずれ，ゆがみ 咬合高径不正 　咬み合わせが低い場合が多い。高すぎることもある 噛み方の悪い習慣・癖 　片噛み，噛み癖，舌突出癖，爪噛み，くいしばりなど その他

また、人間の体に異常があれば、脳にそれを伝える信号が絶えず送られています。この刺激が長い間続くと、人間の活動に支障が出ないように、異常であるという感覚が抑えられてしまいます。咬み合わせの異常があっても、はじめは違和感を覚えていたがいつの間にか忘れてしまう、といったことが起こるのはそのためです。しかし、咬み合わせの異常による筋肉の緊張や顎関節の異常、体のゆがみを伝える信号は絶えず脳へと送られており、無意識のうちにほかの神経伝達に悪影響を及ぼしているのです。

（3）症状の原因

咬み合わせが悪い場合に起こる症状は想像以上に多岐にわたります。顎関節の症状をはじめとして、首・肩のこり、頭痛、腰痛が代表的な症状です。そのほか、股関節の痛み、手足のしびれ、視力低下、集中力低下、不眠など、さまざまな症状が起こります（表1-2・3、図1-12）。これらの症状は、咬み合わせのずれに、いくつかの要因が加わって発生するものと考えられます。すべて

表 1-3　おもな症状と咬み合わせ不良との関係

症状	咬み合わせ不良
肩こり	咬合干渉，顎のずれ，ガイド不良
腰　痛	下顎後方位，下顎低位
頭　痛	前歯部の強い接触，顎のずれ
首こり	咬合干渉，顎のずれ，下顎後方位，下顎低位，ガイド不良
耳鳴り	下顎低位，下顎後方位
しびれ	顎偏位，下顎後方位，下顎低位
冷　え	顎偏位，下顎後方位，下顎低位

注）実際の顎のずれは複雑である。症状と咬み合わせ不良の関係の大まかな傾向を示す。

「咬合干渉」とは，噛んだり顎を動かしたりしたときに，どこかの歯が邪魔をして咬み合わせの動きを妨げる咬合接触のこと。

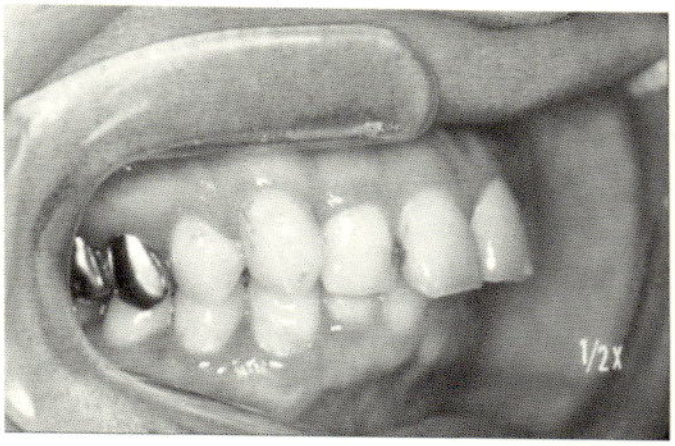

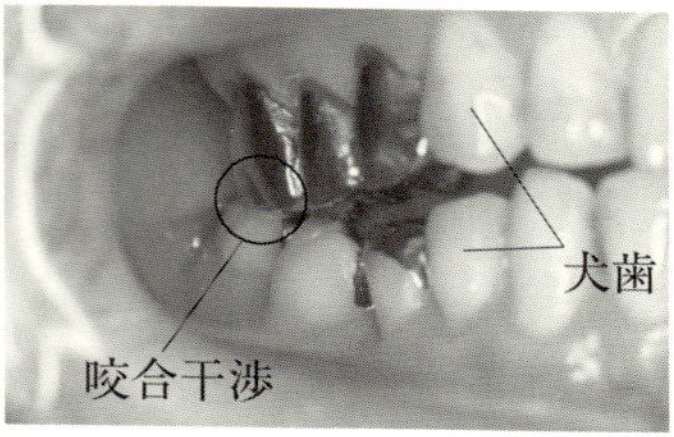

図 1-12　咬み合わせ不良と症状との関係例
左：下顎低位。咬み合わせが低く，また下顎が後方に下がっている例。下の前歯が隠れて見えない。頭痛，腰痛，肩こりなど多くの症状の原因となることが多い。
右：ガイド不良。写真は下顎を右にずらした状態。本来なら犬歯が受け止める力を奥歯が受けてしまい（咬合干渉），肩こり，首こりの原因になりやすい。

の症状が咬み合わせだけで解決するというわけではありませんが、ほかに原因が見当たらない場合は、咬み合わせを疑う価値は十分にあります。

咬み合わせは、重い頭を一番上にのせて支えている二足直立歩行の人間にとってバランスをとる重要な要素です。これが乱れてくると全身に波及し、さまざまな症状が出てきます。

咬み合わせのずれが全身症状に与える影響を、代表的な症状を例に考えていきましょう。

基本的には、次のように説明できます。咬み合わせが異常になると、顎がずれて咀しゃく筋が緊張します。筋肉が緊張すると、血流が悪化し、骨格がゆがみます。この血流の悪化と骨格のゆがみが神経系を圧迫することによって、さまざまな全身症状が起こるのです。

顎関節症については、次の項で詳しく述べます。

◆肩こり・首こり

「咬み合わせが悪くて肩がこる」ということは、私が歯の治療を始めた頃はまったく理解できませんでした。患者さんの顎の動きや、咬み合わせを診ていくうちに、体の構造と考え合わせて納得がいくようになりました。「肩こりがあるから、咬み合わせが悪い」とは必ずしもいいきれませんが、咬み合わせが悪いと肩や首がこるのはよくあることです。

私たちの体を支えているのは骨と筋肉です。一般的には骨が体を支えていると思いがちですが、骨は筋肉がつくよりどころであり、筋肉の力を効率よく伝える支えなのです。たとえば首のまわりの筋肉を見ても、多くの筋肉が骨を介して引っ張り合いながら頭を支えているのです。まさに帆船のマストのロープのようにバランスをとりながら支えています(図1-13)。

ここで咬み合わせに重要な代表的な筋肉は、左右の顎についている咬筋、側頭筋、内側翼突筋、外側翼突筋の四つの咀しゃく筋です(図1-14)。これらの咀しゃく筋の片方の端は顎の骨に、もう片方の端は頭の骨についています。つまり、顎は頭に支えられて、噛む力を発生させているのです。

咬み合わせが悪いと顎が横にずれます。いつも顎を横にずらして噛んでいると、左右の咀しゃく筋のどれかが絶えず必要以上に緊張して、筋肉のバランスが悪くなります。筋肉のバランスが悪くなると、頭が左右どちらかに引っ張られて傾きます。噛むたびに頭が不必要な方向に引っ張られれば、それを正そうと頭を支える肩や背中の筋肉が緊張します。たとえば、顔を横に向けたときに首にすじがくっきりと見える胸鎖乳突筋《きょうさにゅうとつきん》や、後頭部から肩甲骨や背中にかけて広がる僧帽筋、肩甲挙筋、三角筋などが異常緊張を起こします。その異常緊張が血流を阻害し、肩こりや首こりなどの症状となって現れるのです。

このように、咬み合わせが悪いと、咀しゃく筋以外の筋肉にも異常緊張が起こるのです。

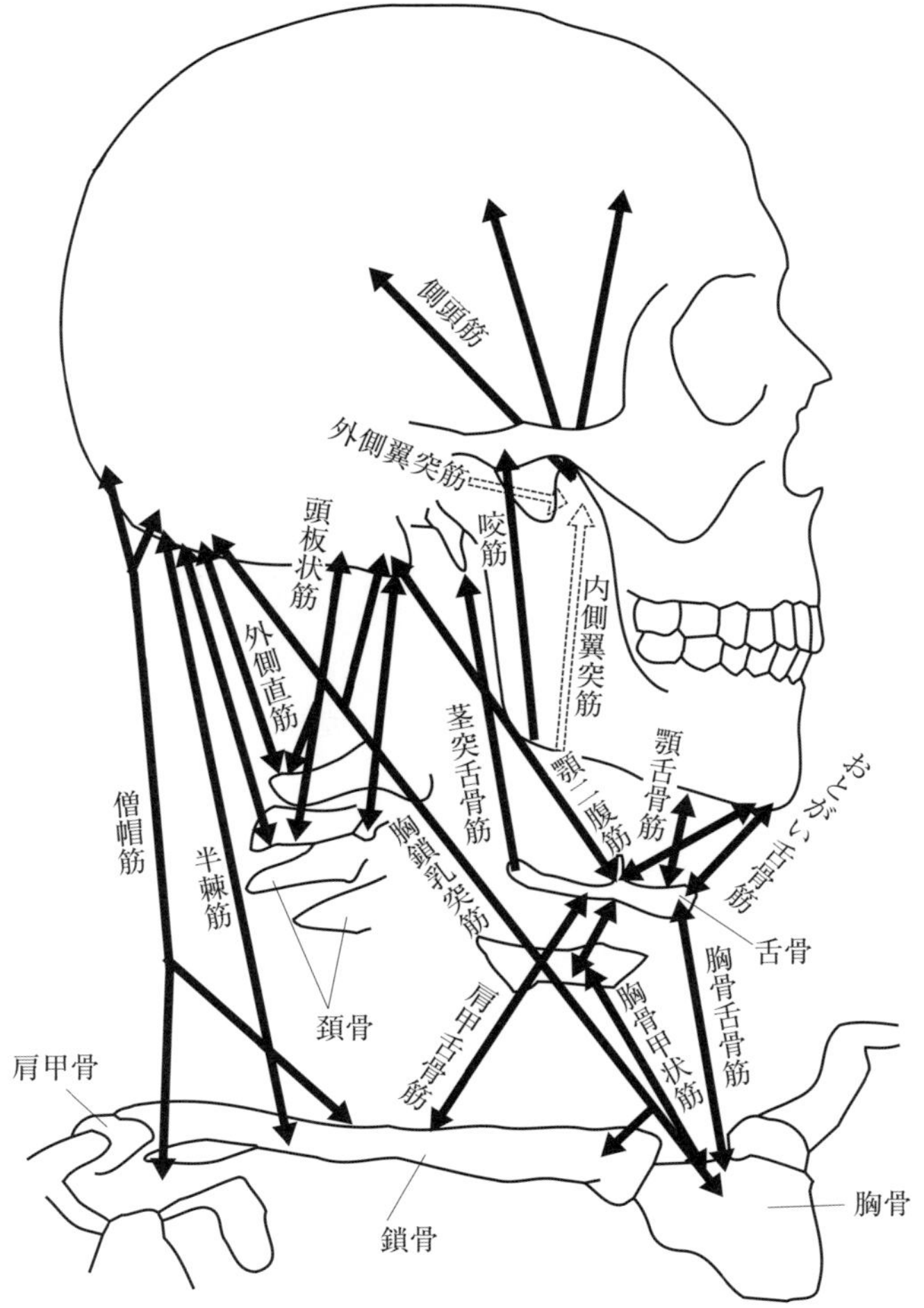

図 1-13　頭と顎を支える首周囲の筋肉
頭は多くの筋肉に支えられ位置を保つことができる。頭の前方は顎の下につく筋肉で支えられる。

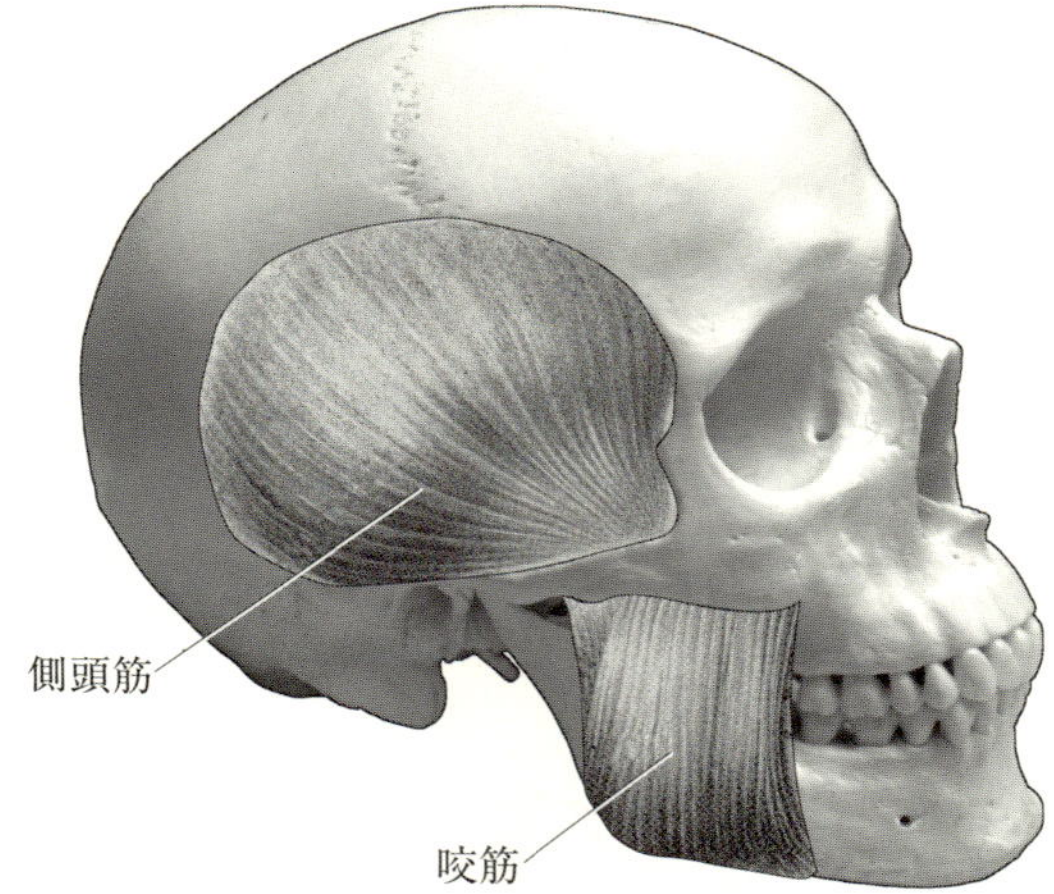

図 1-14　咬み合わせに関係する側頭筋と咬筋
咬み合わせる力を発する咀しゃく筋は４つの筋肉で構成される。側頭筋と咬筋，内側翼突筋は口を閉じるときに下顎を上にあげ強大な咬合力を発生させる。外側翼突筋は下顎を前方と左右に動かしたり口を開くときにはたらく。内側翼突筋と外側翼突筋は顎の内側にある（図 1-13 参照）。

咬み合わせのずれが頭を傾かせ、その頭を支えるために肩や首につながる筋肉が緊張を起こすのです。皆さんもこの場で試してみてください。たとえば、下顎を右にずらしてみてください。座った状態でも変化が出てきます。一〇秒くらいすると頭の重心が右にずれてきて、頭が傾き始めるのがわかるはずです。このような状態が続くと肩や首がこってくるのです。

◆頭痛・腰痛

咬み合わせが悪ければ、肩こり、首こりだけでなく頭痛、腰痛にも関係してきます。頭の横を大きくおおう側頭筋は、咀しゃく筋のなかで一番大きく、強い咬合力を発生させる重要な筋肉です。一方は下顎に、もう一方は頭の側面についています（図1-14参照）。咬み合わせが悪い場合には、この筋肉が異常に緊張して頭痛を起こします。ほとんどの頭痛は慢性頭痛を指します。慢性頭痛には緊張型頭痛、片頭痛、群発頭痛があり、多くは緊張型頭痛という報告があります。咬み合わせが悪い場合の頭痛も緊張型頭痛です。

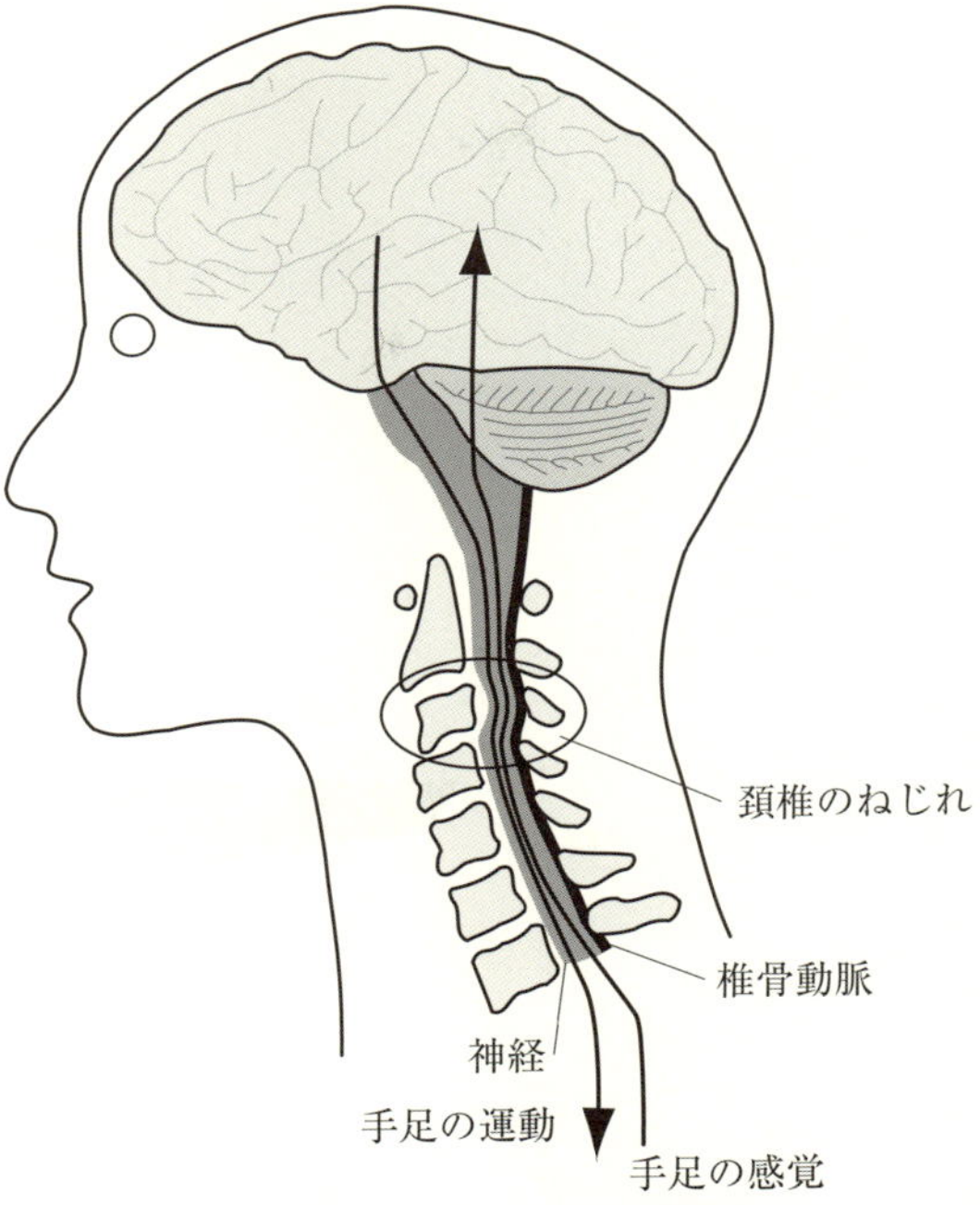

図1-15　頚椎のずれが引き起こす症状
姿勢のずれにより頚椎がねじれ，椎骨動脈が圧迫され頭痛やめまいが起きる。また神経が圧迫されることで手足の運動や感覚の異常が引き起こされる。

また、頭を支える首の骨の頚椎《けいつい》には、椎骨《ついこつ》動脈とよばれる重要な血管が通っています。この椎骨動脈は脳の動脈である脳底動脈につながっています。前に述べたように、咬み合わせが悪いと顎がずれて咀しゃく筋のバランスが悪くなり、頭が傾いて頚椎がゆがみます。頚椎がゆがむと椎骨動脈が圧迫されて脳への血液循環が悪くなってしまい、脳の血流障害が起きます。この脳の血流障害によって片頭痛やめまいが起きます（図1-15）。

さらに、咬み合わせの不良によって自律神経が乱れ、頭痛が起こることもあります。

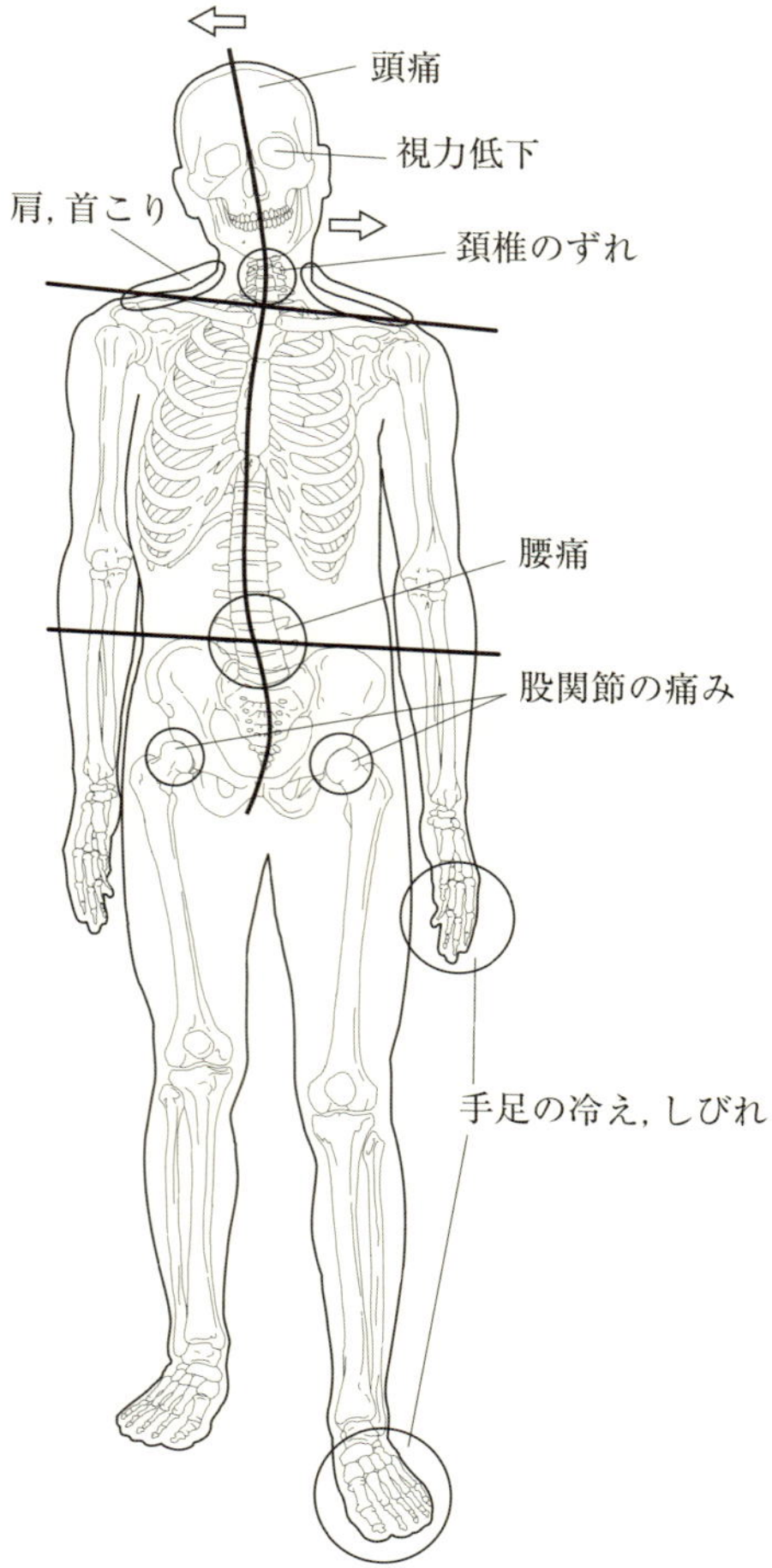

図1-16　体のゆがみと症状
顎のずれは頭を傾かせ，首から下へ順次体をゆがませる。それによりさまざまな症状が出現する。

体がバランスよくまっすぐであれば、筋肉の異常緊張はどこにもみられません。しかし、無理な姿勢をすると体がゆがみ、骨格が曲がるので、それを補正してバランスをとろうとするため筋肉が緊張します。この緊張が持続することによって、体のどこかがこるという症状が起こります。腰は咬み合わせから離れたところにありますが、咬み合わせが悪いと頭が傾き体の重心がずれるので、骨格が曲がり腰の骨の腰椎に大きな負担がかかります（図1-16）。このことによって腰椎がゆがむため、血行が悪化し、神経が圧迫されて痛みが生じるのです。また、無理な姿勢や運動が、こりや血行障害を引き起こし、血液中に痛みの原因であるブラジキニンという発痛物質を増加させ、さらに症状を悪化させます。

◆手足のしびれ

咬み合わせが悪くて顎がずれ、それによって頭が傾いて首や背中、腰などの骨が曲がり、手足のしびれを訴えてくる患者さんがいます。手足がしびれる症状は、頭が傾くことによって脊椎が曲がり、脊椎から全身に分布するように出ている神経を圧迫することによって起こるものと思われます。

頭の重さは四～五キログラムほどですが、その重さは部分的にはてこの原理で増幅されるため、頭が傾くとそれを支える脊椎には数倍以上の負担になり曲がるのです。歯科治療で、やむをえず奥歯を抜歯した場合、抜歯して数日後に手や足のしびれを訴えられるケースがあります。これは、顎の高さを支えていた奥歯が失われたことによって、下顎が後退して頭が傾き、脊椎が曲がったためと考えられます。このように、咬み合わせのずれによって手足がしびれることもあるのです。

◆視力の低下

咬合治療前と治療後に、症状の変化の記録として姿勢や顔貌の写真を撮影するとともに、咬合治療の資料として治療前と治療後の視力検査も行ってきました。その結果、多くの人に何らかの視力に対する変化が認められています。

いわゆる視力の改善や、乱視が軽減した、目が明るくなったなどの変化が認められるのです。プライバシーの関係で患者さんの目をおみせできないのは残念ですが、咬合治療前はうつろだった目が、治療後は活き活きとした力強い目となり、瞳孔が大きくなっているのが写真からも確認できます。

これは、目周囲の血流の増加や、視力を調節している筋肉の神経が活性化されたためと考えられます。咬み合わせと密接な関係をもつ三叉神経には、その枝分かれである眼神経があります（45ページ図1-11参照）。この眼神経に毛様体神経節とよばれる部分があり、これは瞳孔の大きさを調節する瞳孔括約筋に指令を出しているのです。このように、目の症状にも咬み合わせの影響が現れることがあるのです。

◆睡眠障害（睡眠時無呼吸症候群）

咬み合わせと睡眠にも因果関係があります。咬み合わせが低い場合（48ページ図1-12左参照）は、上下の顎が接近した状態となるので、舌は押しつぶされるようになり、唯一空間の余裕のある奥へと下がってしまいます。また、下顎が後退した咬み合わせの場合は、舌は下顎の骨ともついているので一緒に後退します。舌が後退すると、そのうしろにある気道の入り口がふさがれて呼吸がしにくくなります（図1-17）。それで、最近よく耳にする睡眠時無呼吸症候群の原因にもなります。

睡眠時無呼吸症候群は、睡眠時の呼吸停止や低呼吸によって十分な酸素が取り込まれないために、さまざまな症状が現れる病気です。睡眠が十分にとれないため、昼間に強い眠気や集中力低下などで事故を起こしたり、抑うつなどの症状が出たり、狭心症や脳卒中の危険因子になったりします。

また最近、若者の舌足らず発音を耳にすることが多くなりました。切れ目のない舌足らずの発音をする人は、咬み合わせが低かったり下の歯列の横幅が狭かったりして、舌の動くス

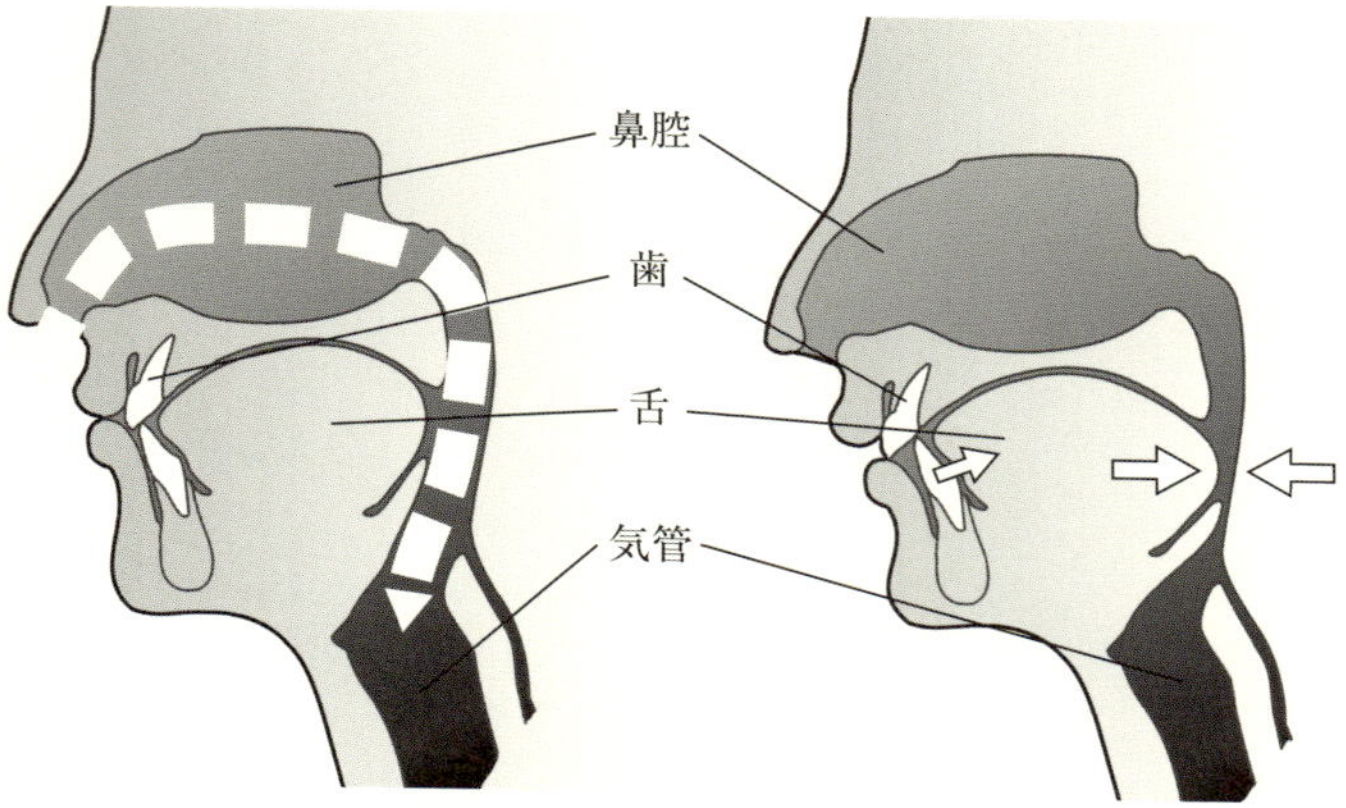

図 1-17　鼻呼吸と下顎後退
咬み合わせの高さが足りず顎がうしろに後退すると，舌も後退して気管への入り口が狭まり呼吸がしにくくなる。そのため，舌を前に出し，口を開けて呼吸するようになる。

ペースが少ないことがよくあります。行き場のない舌が後方ののどへと押しやられるため、呼吸しにくいばかりか発音の妨げにもなっているのです。

◆聴力低下や耳鳴り

咬み合わせの異常を訴える患者さんのなかには、同時に耳の症状を訴える人がたくさんいます。耳に異常がある場合は耳鼻科での原因の確認をおすすめしていますが、実際には原因がわからないことが多いのです。症状としては、聞こえにくい、耳鳴りがする、耳が詰まっている感じなどがあります。

咬み合わせの修正ですべての耳の症状を改善することはできませんが、咬み合わせが関係していると思われる例はよく経験します。

耳のすぐ近くにある顎の関節に大きなストレスが加わるような咬み合わせの人に、耳の症状が多く出る傾向があります。奥歯を失ったり、大臼歯部の咬み合わせが大きく崩れたりした場合などです。このような患者さんの咬み合わせの高さを改善し、顎のずれを治すことによって、顎関節のストレスがなくなってよく噛めるようになるだけでなく、耳の症状も改善することがよくあります。

実際に、耳と顎の関節とは距離が非常に近いため、咬み合わせ不良による顎関節の異常が直接耳に影響を及ぼし、耳鳴りなどの原因になることが考えられます。それだけでなく、咬み合わせの神経と耳の一部の神経は非常に近い関係にあるのです。たとえば、耳の鼓膜の振動を内耳に伝える耳小骨につく鼓膜張筋は、鼓膜の振動をコントロールして内耳に伝わる音の大きさを調節していますが、咬み合わせと関係の深い三叉神経のうちの下顎神経に支配されています。そのため、咬み合わせが悪いと異常な神経刺激が鼓膜張筋にも伝わり、聴力を低下させる可能性が考えられます。

◆不安、気力がない

咬み合わせは精神状態にも大きく影響します。ずれた位置で強制的に噛まなければならないということは、猿ぐつわを日常的に噛まされているような状態といえるのです。このような咬み合わせを見ると、さぞかし苦しかっただろうなと感じるのです。

咬み合わせのずれが大きく不安定で、体のゆがみに強く影響している人は、頭痛、腰痛、不眠、手足のしびれなど多くの症状を訴えます。それにより集中力が低下し、気力がなくなってしまうのです。このような症状が長ければ長いほど、精神的にも疲弊し、うつの状態になってしまいます。まさに悪い循環になってしまうと、そこから咬み合わせを整えても、気力や体力が減退しているため改善の速度は遅くなりがちです。

そのような状態になる前に咬み合わせ治療を行えば、精神的な苦痛をともなうこともなくよくなるのです。

（4）咬み合わせと関わりが深い顎関節症《がくかんせつしょう》

◆顎関節症も咬み合わせ不良が原因

顎関節症という言葉を聞いたことがある人は多いと思います。口を開け閉めするときに蝶《ちょう》番《つがい》の役目をする関節を顎関節とよびます（図1-18上）。指一本分耳の前方にあるこの部分が、口の開閉運動するときの中心になります。顎関節症では、口を開け閉めするときに顎関節がカクカクとかジャリジャリと音がしたり、食事のときに顎が痛んだりします。また、症状が重いと顎が開かなくなることがあります。これらの症状は、顎関節が変形したり、顎関節を

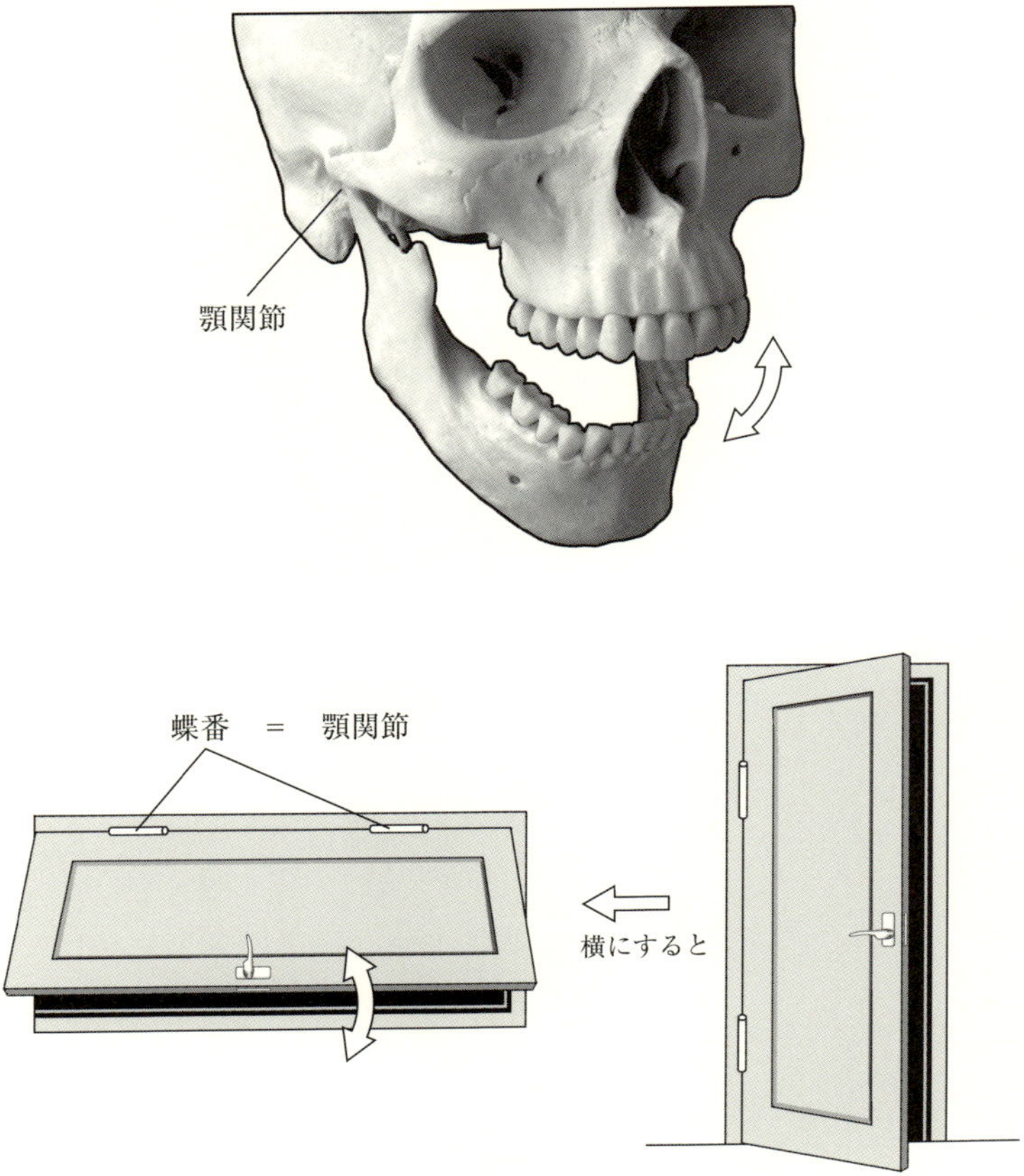

図1-18　顎関節とドア
関節はドアの蝶番に相当し，咬み合わせはドアと外枠に相当する。ドアと外枠が合っていないと，無理に開け閉めすることによって蝶番が壊れてくる。咬み合わせが正しくないと，顎関節も影響を受ける。

構成する軟骨が破壊されたりして、顎の動きがスムースに行えないために起きます。

口の開け閉めは、簡単にいえばドアの開け閉めと非常に似ています（図1-18下）。顎関節がドアの蝶番の部分に相当します。かたいものやガムを噛みすぎると、この蝶番の顎関節が少しミシミシと音がして痛みをともなうこともよくあります。それでも噛み続けていると、顎関節に疲労やひずみが起こり、カクカクとかジャリジャリと音がするようになります。それが進行すると、蝶番が破壊されてドアが開かなくなるように、口も開かなくなります。しかし実際には、連続して噛みすぎたくらいでは、口が開かなくなることはほとんどありません。

この顎関節が悪くなる多くの原因は、咬み合わせの不良です。咬み合わせがちゃんと合っていないということは、ドアでいえば立てつけが悪いということに相当します。ドアにはドア本体とドア枠があります。本体と枠がちゃんと合っていれば、ドアは問題なく開け閉めできます。咬み合わせが合わなくてずれているということは、ドア本体と枠が合っていない状態です。

ところで噛むときは、上の歯列に向かって下の歯列が接近して口が閉じます。ドアでいえば、上の歯列がドア枠で、下の歯列がドア本体に相当します。咬み合わせがずれているというのは、ドアと枠が合っていない状態なので、いつもドアをこじ開けたりむりやり閉じたりしている状態です。これを日常的に繰り返せば、蝶番はギシギシ鳴り、しまいには壊れてしまって、ドアが開かなくなるのも容易に想像できるはずです。

顎関節症の治療といった場合、たしかに関節に破壊が起こっているのですから、顎関節それ自体を治そうとする治療が一般的でした。もちろん、先天的に顎関節の形に問題があるとか、顎関節に大きな外傷を負ったときは、関節自体を治す必要があります。しかし、もともと正常な顎の人に顎関節の症状が出た場合は、咬み合わせ不良が原因となっているケースが大半なのです。咬み合わせに問題があるのに、顎関節ばかり診て関節に処置を施しても顎関節症の症状はなくなりません。

なぜなら、前で説明したように、咬み合わせ不良はドアの立てつけが悪い状態だからです。開きにくくなったドアの蝶番だけを交換しても、はじめはそれなりに開け閉めできますが、立てつけを直さないと、ほどなくまた蝶番がギシギシと音をたて、立てつけの悪い状態に戻ってしまうのと同じことなのです。しかし幸いなことに、人間の体は修復する力をもっています。咬み合わせを治すと、壊れた顎関節は少しずつ修復されて治るのです。

【コラム2】

咬み合わせを悪くし、歯を失わせる昔の補綴物《ほてつぶつ》

◆咬み合わせが考慮されなかった補綴物

今から三〇～四〇年前は、咬み合わせのことなどあまり考慮されずに、補綴物がむし歯の治療のあとに被されていました。患者さんも、「何か口の中に入ったが、そのうち慣れるだろう」くらいにしか思わなかったようです。咬合治療の患者さんの口の中に、ときどきそのような何十年か前の補綴物を見かけることがあります。

咬み合わせが考慮されていない昔の補綴物は、全体の咬み合わせをも悪くします。すると、外傷性咬合とよばれる不適切な咬み合わせの力が、歯を支える骨にかかるようになります。長い年月そのまま放っておくと、歯を支える骨はその力に負けて歯周病を起こして歯は失われてしまいます。

また、歯は長年の間に少しずつ磨耗してきます。補綴物を被せた当初はよい咬み合わせでも、磨耗した自分の歯と金属でできた補綴物の間に噛むときに受ける力の差が生じてきます。歯よりもかたい金属でできた補綴物は磨耗しにくいので、どうしても補綴物を被せた歯に外傷性咬合の力がだんだんと加わるようになり、最終的に歯周病で補綴物を被せた歯は失われてしまいます。補綴物を入れた歯を長持ちさせるためには、定期検診によって力のバランスを診ることが非常にたいせつなのです。

◆かたい補綴物をすり減らす強靭な骨格と筋肉

このように、補綴物で咬み合わせのバランスが悪いと、一部の歯に強い外傷性咬合の力が加わり、普通は歯を支える骨がその力に負けて破壊されてしまい歯が抜けてしまいます。ところが、強い外傷性咬合の力を受けながらも、運よく歯が失われずに残っているケースがあります。

この場合、普通であれば骨が負けてしまいそうな力で金属でできた補綴物を長い間かけてすり減

らし、自分の咬み合わせになじませているのです。その補綴物は、何十年も前に入れられ、明らかに普通の歯よりも大きくて、咬み合わせがよくないと思われるしろものです。ところが、その補綴物が被せられた歯は今日まで失われずに機能し、上に被せられた補綴物はかたい金属にもかかわらず大きく磨耗しているのです（図２‐Ａ）。これは強靱な骨格と筋肉をもった人にみられるケースです。

その磨耗した量から察するに、被せられた当初はずいぶん咬み合わせが高くて、噛めなかったと思われます。肩こりや頭痛などの症状も、被せられたあと当分あったと思われます。今の私たちがこのような補綴物を被せられたら、とても噛めずに強い頭痛や肩こりなどの苦痛を味わうに違いありません。

金属の補綴物をもすり減らす丈夫な骨格と筋肉をもった日本人は、今のいわゆる団塊の世代以前に多く、それ以降の世代にはほとんどみられません。現代の若者の骨格や筋肉は団塊の世代に比べて華奢な傾向が強く、咬み合わせが悪いと歯を支える骨が負けてしまい、ほとんど骨が失われてしまっています（図２‐Ｂ）。

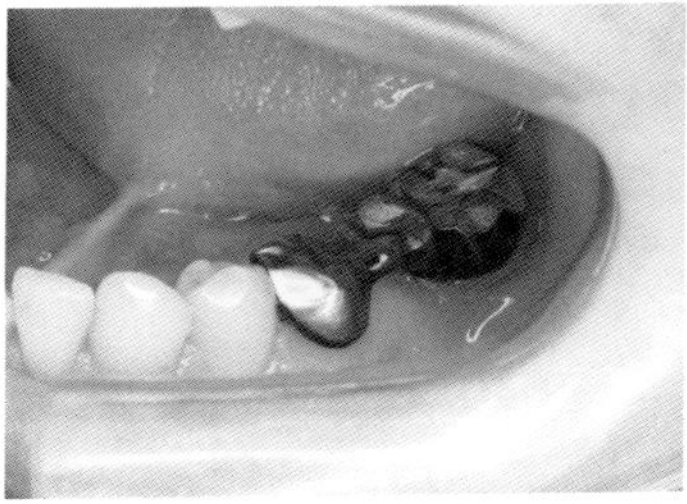

図 2‐A　かたい金属製の補綴物の磨耗例（骨格もよく筋力もある 62 歳男性）

強固な骨が被せた下の歯を支え続けた結果，25 年くらい前に入れた金属の被せもの（補綴物）が磨耗している。

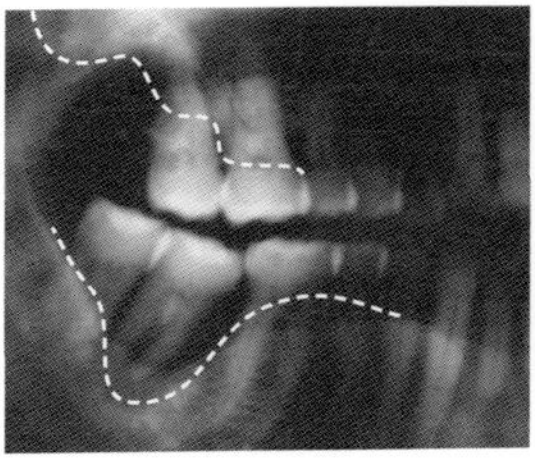

図 2‐B　咬み合わせ不良で歯を支える骨を失った例（レントゲン写真）

右奥の上下大臼歯が，咬み合わせのバランスが悪いため，外傷性咬合とよばれる状態で，部分的に大きく垂直に骨が失われている。

◆顎関節症の原因は、昔は咬み合わせ、今は骨格

咬み合わせが悪くて顎の調子が悪くなるケースはたくさんあります。以前は、むし歯で歯が欠けたり、歯周病で歯を失ったり、入れ歯が合わなくなったりして咬み合わせが悪化し、顎の症状が出てくるケースが大半でした。今でも年配の人は、こういった原因で咬み合わせが狂い、顎の異常を訴える例がたくさんあります。

このような場合は、補綴物《ほてつぶつ》といわれる金属の被せものをやり直したり、入れ歯の咬み合わせを修理したりして、咬み合わせを整える治療を施せば、顎の症状はほとんど治ります。このときの治療は、磨耗してすり減った歯や欠けた歯を補綴物でもとの高さに戻したり、昔の補綴物はあまり咬み合わせを設計に入れていないので、それを正しい咬み合わせにやりかえたりする程度のもので治るのです。

つまり、それほど大がかりな治療を必要としないのです。その人本来の正常な咬み合わせに戻してあげるだけでよいのです。とくに多いのが、歯や入れ歯がすり減り、上下の顎が接近して咬み合わせが低くなっている場合で、噛む力が歯にあまり伝わらずに顎関節に直接過度に力が伝達され、顎の異常をきたしているケースです（図1-19）。

しかし、最近の若い人たちに多くみられる顎の異常は、以前よくみられたケースや今の年

配の人のケースとは大きく性質が異なります。ただ単にその人の歯並び（歯列）にそった咬み合わせに修正しただけでは、顎関節症はあまり改善しません。年配の人のケースのように、

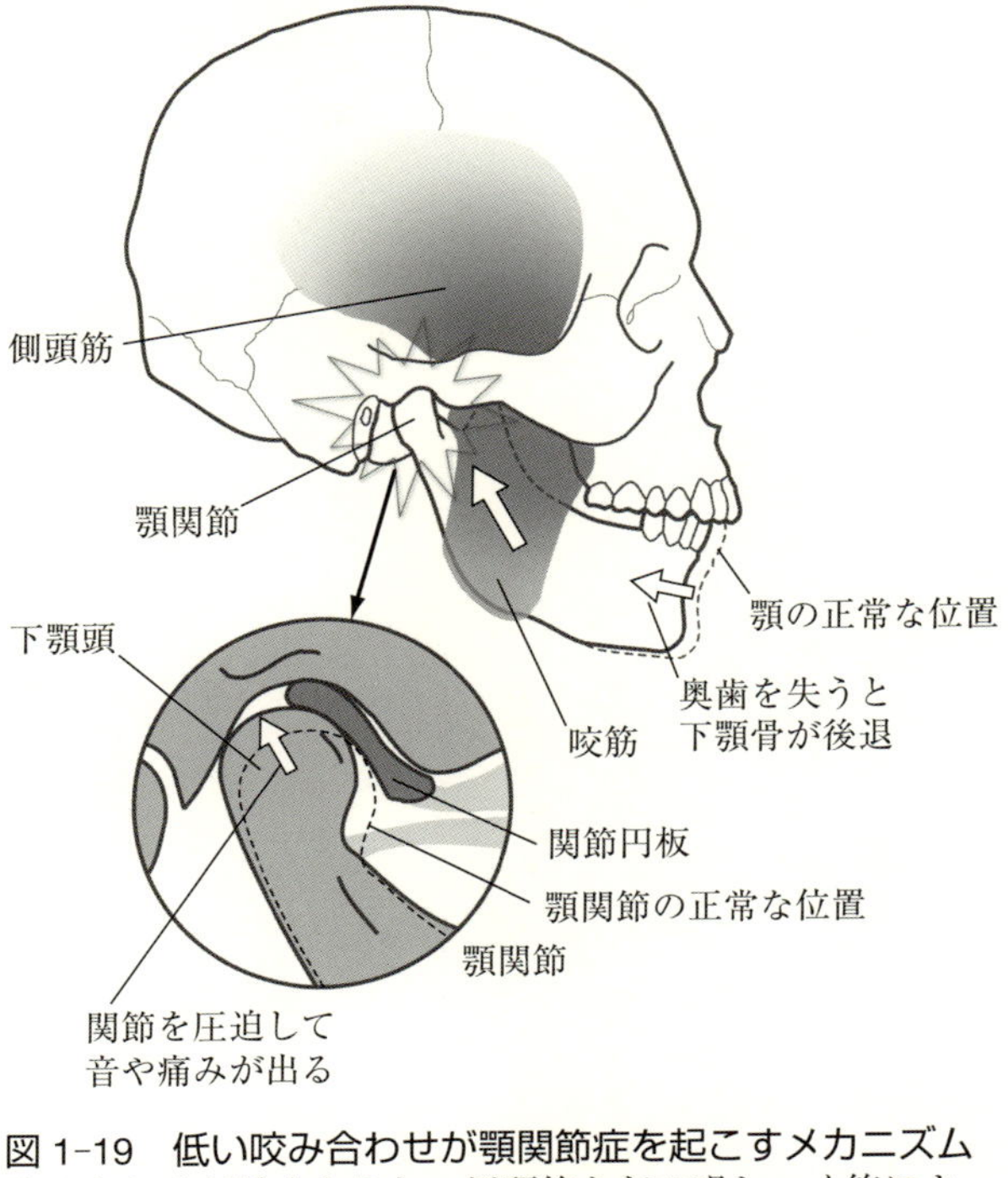

図 1-19　低い咬み合わせが顎関節症を起こすメカニズム
咬み合わせが低くなると，側頭筋などの咀しゃく筋によって下顎が後退し，顎関節が押し込まれるようになる。そのため，顎関節に音が出たり，痛みが生じたりする。また，顎関節と耳はすぐ近くにあるため，耳が詰まったような症状や耳鳴りなどの症状を訴えることもある。

低くなった咬み合わせを単純にもとに戻す治療とは違って、曲がった顎や歯列を治療で積極的に大きく修正して、咬み合わせを改善する必要があるのです。本来、咀しゃくという一連の動作に際し、顎関節から歯列までが互いに連携して仕事をこなすわけですが、若い人の顎関節と歯列はまったくバラバラに仕事をしているために、咬み合わせ不良が起きているということです。つまり、顎関節は一定の運動をするにもかかわらず、噛んだときに安定する歯列はそれとは関係のないずれた位置にあるのです。

◆顎関節症から顎偏位症へ――顎の筋肉や骨で決まる顎偏位症の改善

現代の若者に多くみられる咬み合わせ不良の根底には、実は大きな問題が隠されているのです。歯の大きさや形は遺伝的に決まっていますが、それを支える土台となる顎の骨が問題なのです。咬み合わせが悪いというと、歯が悪いと想像される人が多いのですが、若い人では歯単体が悪い例は非常にまれです。むしろ、歯を支える基礎となる顎の骨が小さかったり、形に問題があったりすることが多いのです。したがって、年配の人の歯がすり減ってしまって咬み合わせが変わってしまったケースとは違う、ということが容易に想像できるでしょう。

年配の人の歯が磨耗したケースの多くは、上ものである歯列のゆがみも少なく、土台となる顎の骨格がしっかりしているので、上ものの歯の部分を治してあげれば、咬み合わせはもとに戻るわけです。しかし、顎に骨格的な問題がある状態では歯列の問題を抱えていることが多いので、歯の部分をちょっといじっただけでは、咬み合わせは改善しません。この場合は顎関節と歯列との間にずれが根底にあるわけですから、大きく歯列から改善していかないと、顎関節と調和した正しい咬み合わせは獲得できないのです。

以前は、顎関節に異常を訴える患者さんで、体の他の部分の症状を訴える人はほとんどいませんでした。たとえいたとしても、咬み合わせが改善されれば、経過観察をするだけで治る人がほとんどでした。この場合は、歯列や顎の位置にはそれほど大きな問題はありませんでした。

ところが、咬み合わせの不調を訴える最近の患者さんは、顎関節の異常は全体の症状の一部にすぎず、さまざまな不定愁訴を訴えてきます。実際の口腔内の所見では歯列の大きな不正や顎のずれがみられることが多く、それらの影響で姿勢まで悪くなっているケースもたくさんみられるのです。

そこで、顎関節だけの不調よりも顎のずれをともなった不定愁訴を訴える患者さんは、顎偏位症、または咬合関連症候群として、顎関節症とは区別する必要があります。もっとも、現在の顎関節症といわれる患者さんで純粋に顎関節異常だけの顎関節症はきわめて少ないと思われます。この顎偏位症は近年、加速度的に増加しており、実際の治療ではその限られた顎の骨の中で歯の咬み合わせを改善して顎のずれを改善し、不定愁訴を治していきます。普通は、治療によって噛めるようになると徐々に噛む力も増し、少しずつ顎が安定するようになってきます。

このような、多くの不定愁訴をともない顎関節と歯列がバラバラにはたらく顎偏位症の患者さんは、それぞれのあるべき機能を回復させるために、治療範囲は比較的大きくなってしまいます。

しかし、今以上に顎の筋肉が不足したり、顎の骨が狭くなったりすれば、治療する範囲が極端に限られてしまい、治療のために打つ手がなくなってしまうのではないかと心配になります。現に、まだ二十代にもかかわらず口のまわりの筋力が極端に低下しているケースでは、骨が細くて、咬み合わせを改善するための余地が少ないのです。また、たとえ咬み合わせが改善できたとしても、筋力が乏しいため自分で顎を正しい位置に安定させることができないので、なかなか思うように改善しないことがあります。一度大人になってしまった骨は、どんなに鍛えようとも形を大きく変えることはありません。いったんできてしまったものは自分の努力だけではなかなか改善できないのが、咬み合わせの恐ろしいところなのです。

3　咬み合わせ不良はなぜ起こる？

（1）後天的な要素に影響される咬み合わせ

咬み合わせがよくない患者さんから、「これは遺伝なのですか」と聞かれることがよくあります。親が下顎が大きい受け口や面長の顔をしていれば、その子どもは遺伝によって似たような顎の形や顔になりますから、咬み合わせも似たようなものになります。しかし、私たちの顎の形や咬み合わせは、実は皆さんの想像以上に後天的な要素、つまり、生まれたあとの食生活などの生活習慣に影響されるのです。

咬み合わせの土台になる顎は使えば使うほどよい形に成長し、咬み合わせもよくなります。逆に顎を使わなければ、顎はよい形に成長しませんし、咬み合わせもよくなりません。顎を使ってしっかり噛まなければ、使わなくてもよい咬み合わせになり、ただ歯が生えているだけの状態になるのです。これでは、いざ歯をくいしばろう、噛もうと思っても噛めるはずがありません。

（2）咬み合わせの成熟過程

咬み合わせの状態は、一生同じわけではありません。まず幼少期に乳歯が順次生え、小学

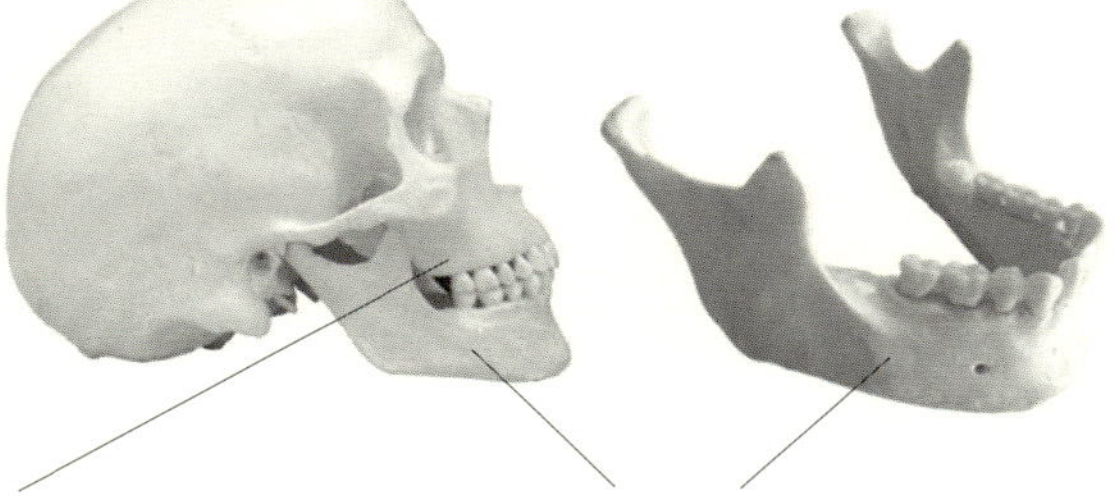
上顎骨：２～３歳頃が成長のスピードが一番速い。10歳頃までに成長の約90％を終える
下顎骨：10歳頃まで安定した成長を示し，思春期に急激なスパートをみせる（女子は中１～中３頃，男子は中２～高２頃）

図 1-20　上顎骨と下顎骨の成長

生の頃から十六～十七歳頃までに大人の歯である永久歯へと順次交替します。上顎は二～三歳頃に成長を早め、十歳頃までには九〇％完了します。そして、思春期を迎える頃、歯を支える下顎が急速に成長し（図1-20）、成人の歯並び（歯列）が確立して咬み合わせの基礎ができます。

その後、歯は磨耗しながら安定した咬み合わせへと変化します。永久歯が生えてまだ日の浅い二十代前半くらいでは、あまり歯の磨耗はみられません。二十代前半～三十代後半には、歯並びは同じで、磨耗によって歯の接触面積が点から面へと次第に増加していきます。歯の頭の咬み合わせの面が磨耗すると同時に、隣どうしの歯の肩の部分も、咬み合わせによる、わずかなたわみによってこすれて磨耗します（図

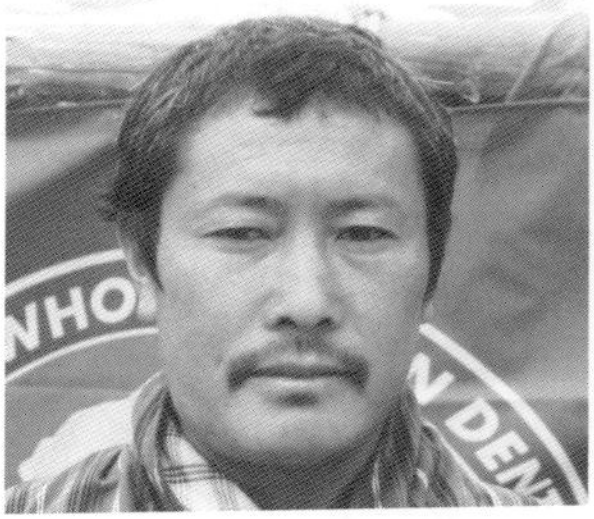

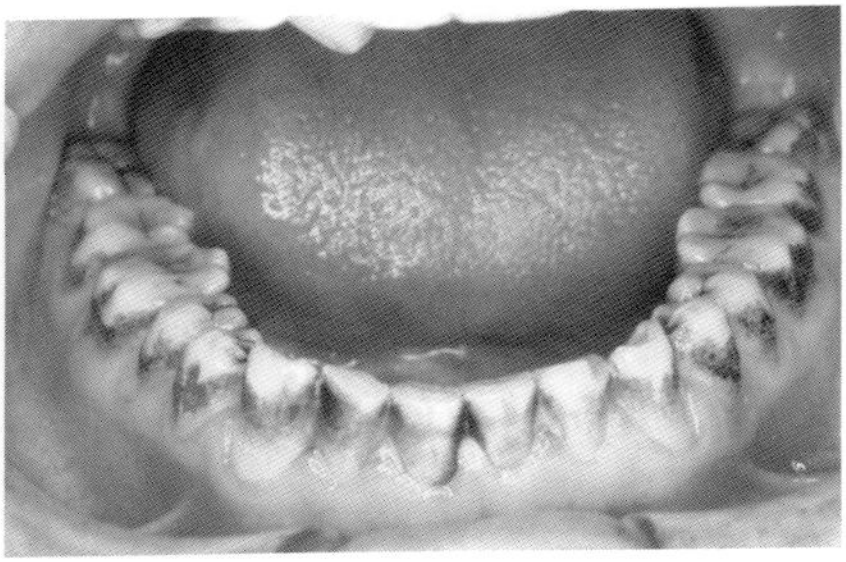

図1-21　成熟した咬み合わせとその顔貌（ブータン人，38歳男性）
同年齢の日本人に比べて歯の噛む面の磨耗が著しく，歯と歯の間も磨耗しているためすき間がまったくない。顔は左右対称で，顎の発達も十分にみられる。咬合力は82 kgを記録した（日本人の男性は55 kg程度）。

1－21）。それによって、歯はだんだん互いに近寄ってきて咬み合わせは少しずつ成熟し安定したものになります。顎を使い、しっかり噛むことによって、咬み合わせはより安定し完成するのです。これは、正しい咬み合わせを本来もっていて、日々しっかり噛んでいる人にみられる成熟過程です。

生えたばかりの歯は、勝手によい咬み合わせになるのではありません。子ども時代の骨のやわらかいうちに、よく噛んで歯を使うことが非常にたいせつなのです。柔軟性のある骨に埋まった上下の歯は噛むことでよりよい位置に噛み込んで、正しい咬み合わせができていきます。歯科治療で抜歯をするときでも、てきめんに年齢による骨の柔軟性の違いを感じます。抜歯は、歯の根を骨に埋まった部分でゆるませながら抜いていきます。二十歳くらいまでは骨にある程度の弾力があり抜歯も容易ですが、それ以降は加齢とともに骨の柔軟性がなくなり抜歯もやりづらくなるのです。この現象からもわかるとおり、やわらかいものばかり食べて噛むことを怠ると、歯は生えたがうまく咬み合っていない状態になってしまうのです。

（3）やり直しのきかない咬み合わせ

◆思春期までが勝負の咬み合わせ

私たちの体の骨格は思春期に骨が急速に成長して二十歳前後に完成され、それ以後は基本的な骨格が大きく変わることはありません。もちろん、その間に大人の歯である永久歯も奥歯までほぼ生えそろい、咬み合わせも決まってきます。この時期に完成された骨格と歯並び（歯列）、咬み合わせを、その後一生使っていくことになります。もう一度やり直しということはできないのです。

しかし、その後、成人までにつくられた咬み合わせは、むし歯になったり、歯周病になったりすると変化します。また、歯も使っていくうちに磨耗してだんだんと老化するので、咬み合わせが変わります。あとから気がついてかたいものを食べたり、栄養を考え食や生活習慣を変えたりしていくら努力しても、残念ながら一度完成した咬み合わせは、よりよい咬み合わせになることはほとんどありません。食や生活習慣を変えることによって、少しずつ変わっていく咬み合わせの変化のスピードを弱めることはできても、咬み合わせをよりよくすることはできないのです。

◆つま先立ちの咬み合わせは治りにくい

最近、治療現場で目にするつま先立ちの咬み合わせは、とくに二十代やそれより若い世代にみられます。三十代後半以降の世代ではあまり見かけません。

つま先立ちの咬み合わせの人たちは、しっかり噛めないので、とても成熟し安定した咬み合わせをつくることができません。噛めないので顎を使わなければ、さらに噛めなくなるのです。このつま先立ちの咬み合わせは、使い込むことによって補正され安定することは多少ありますが、思春期を過ぎるとほとんど期待できません。この頃になると歯の頭はほぼ萌《ほう》出《しゅつ》（歯が生えてくること）を完了していますし、顎の骨もかたさを増して歯列の形態がほぼできあがっているので、咬み合わせを補正する余裕がないのです。やはり、思春期までに顎に適切な負荷をいかにかけていたかが重要になるのです。

つまり、よい循環の道を選ぶか悪い循環に陥るかの差で咬み合わせは決まります。はじめからよい循環をつくることが、よい咬み合わせをつくるのに非常にたいせつになるのです。

そういった意味では、咬み合わせは、あと戻りできない、やり直しのきかないたいへん恐ろしいことなのです。したがって、成人までによい咬み合わせをつくることがたいへん重要になります。

◆毎日しっかり噛むことによって維持される咬み合わせ

歯は生えそろってからも絶えず噛む方向にさらに生えていこうとします。歯は噛まないで放っておくと、もっと出てくるのです。基本的に歯は、絶えず前方向と咬み合わせ面の方向に動こうとする性質があります。

わかりやすくいえば、歯を一本失えばそこの空いたスペースに、うしろの歯が前へ倒れ込むように斜めになり、互いに咬み合っていた歯は相手を探すように余計に出てきます（図1-22）。つまり、空間を埋めようとするために歯が動いてくるのです。だから、歯を一本失うということはたいへんなこと

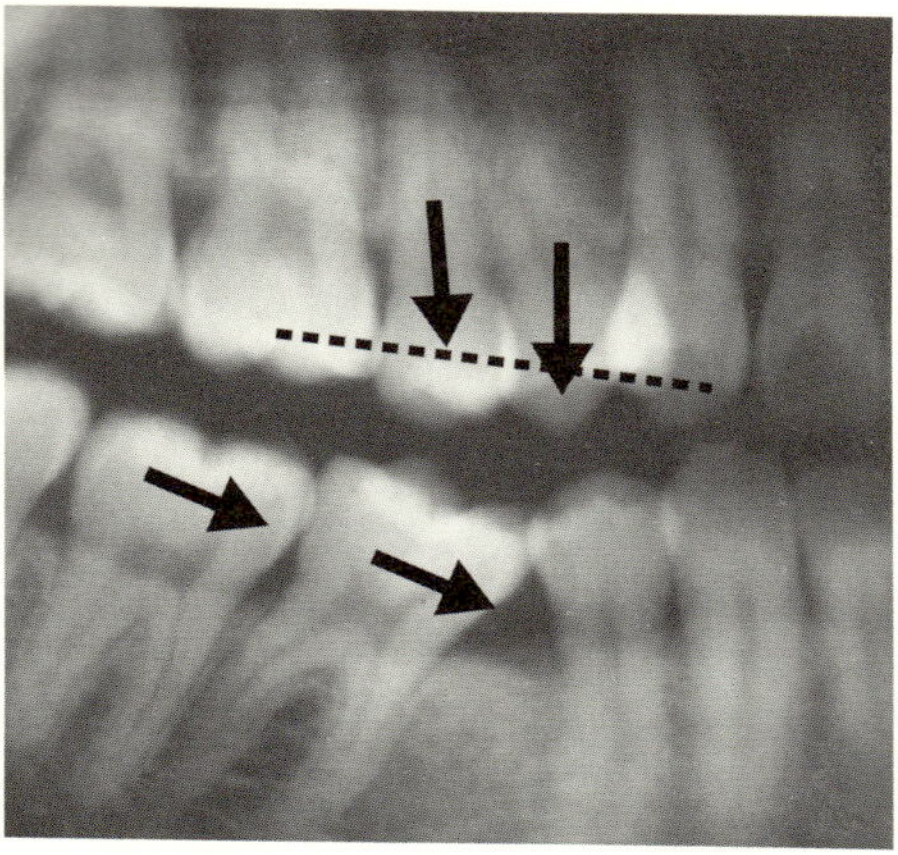

図 1-22　歯を失ったあとの歯の動き（レントゲン写真）
小臼歯を失った空間へうしろの大臼歯が倒れ込んでいる。また，倒れ込んだ大臼歯の窪みへ上の小臼歯が出てきてしまい，ドミノ倒しのように順々に咬み合わせが狂ってきているのがわかる。

で、咬み合わせ崩壊への確実な第一歩になるといえるのです。

歯を使ってよく噛まなくても、咬み合わせの崩壊は起こります。いつも歯は、もっと生えよう上に出ようと動きます。それに対し上から噛む力が加わることによって、歯の位置が安

【コラム３】

大学生のほうが小学生より噛む力が弱い？

日本を含むアジアの国々に、今、アメリカ的な食文化が入り込んできています。この食を中心とした生活習慣の変化は、私たちに想像以上の変化をもたらしています。ある食育のイベントで、来場者の噛む力を計測したときのことです。

背の高い男性の大学生くらいの人たちが、一生懸命しかめっ面をして咬合力を測る測定器を噛んでいるにもかかわらず、値は三〇キログラム程度しかありませんでした。本来、このくらいの世代の人の噛む力は、自分の体重と同じくらいはあるのが普通です。彼らは皆同様に歯並びが悪く、中学から高校にかけて急激に悪くなったといっていました。

一方、これから成長期のピークを迎える小学校くらいの子どもたちの噛む力は、四〇～五〇キログラムくらいありました。それは、成長途上の子どもは、まだ歯並びも骨格の乱れもあまりみられないからです。

しかし、十七～十八歳くらいから咬合治療を希望する患者さんが多いように、成長のスピードに対して体に対する負荷が少ないため、骨格や筋力のアンバランスが生じてこのような現象がみられるのではと考えられます。

定してより噛めるようになります。このバランスが崩れると、一方的に歯は動き、一度獲得した咬み合わせが変わってしまいます。こうやって一度悪くなった咬み合わせは、ドミノ倒しのように悪化していきます。短期間の咬み合わせの変化は、再び噛むことによって多少修正されもとに戻りますが、一定以上咬み合わせが変わってしまうと戻れなくなります。

つまり、毎日歯を使いしっかり噛むことによって、咬み合わせが維持されるのです。狂ってしまった咬み合わせをもとに戻そうと無理に噛んでも、もうその時点では歯にとって大きな負担となる力が発生してしまい、むしろ歯やそれを支える骨を傷めてしまう結果になります。こうして一度踏み外した咬み合わせは、もうもとに戻ることはないのです。

第2章

自分の咬み合わせを知る

1　咬み合わせにおける歯の役目

顎の運動は、顎関節と咬み合わせによってパターンが決まります。それぞれの顎の運動には、歯が重要な役割を担っています。ご存知のとおり、ものを食べるとき、前歯は噛み切る、奥歯はすりつぶす役割をしています。そのとき、それぞれの歯は、役割にそった咬み合わせができるように、顎を誘導し動かします。その顎を動かすときの前歯と奥歯の役割は、後輪駆動自動車の車輪の構造に似ています。前歯は舵をきる前輪の役割、奥歯の臼歯は力を発揮する後輪（駆動輪）の役割をしています。参考のために、歯の名称を図2-1に示します。

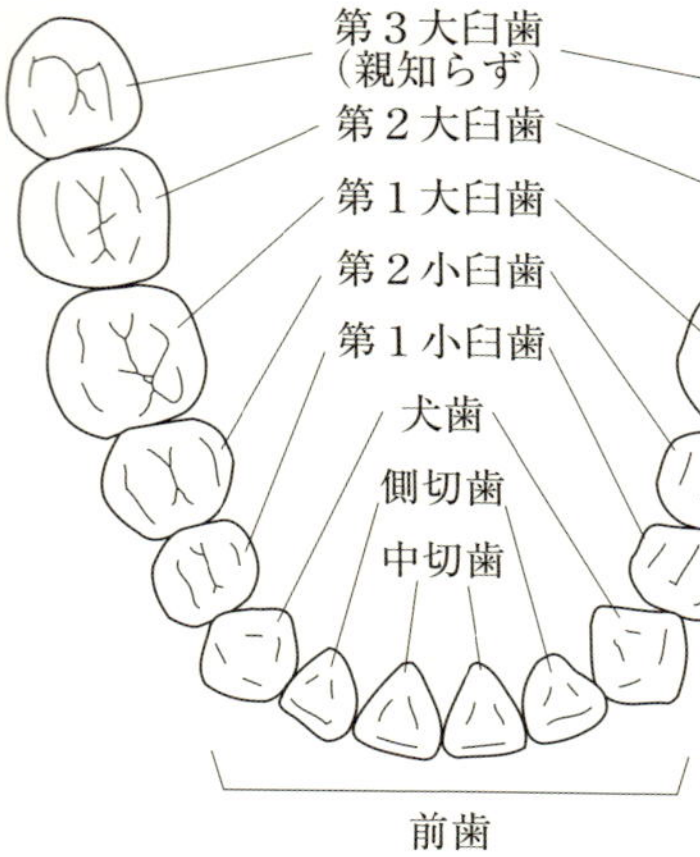

図 2-1　歯の名称（下顎）

（1）前歯――顎の直進安定性を決める

前歯は舵をきる前輪と同じように、顎の運動方向を誘導します。とくに、顎を前方に動かすときの運動に関係します。下顎を前に突き出すときは、前にある真ん中の中切歯とその隣の側切歯が、上下バランスよく当たりながらまっすぐ前に出るように顎を誘導します。つまり、前歯は顎の直進安定性を決めるのです。この前歯のバランスが悪いと、顎はまっすぐ前に出ないでヨタヨタと蛇行しながら前に出ます。前歯にはものを噛み切る重要な役目のほかに、このような役割もあるのです。

(2) 犬歯——顎の横方向の力をコントロールする

では、横に顎を動かすときはどうでしょう。このときは主に犬歯がはたらきます。犬歯は、自動車でたとえるなら、舵をきる前輪の役割をします。前歯がはたらいて顎を前にずらすときは、あまり強い咬合力を発生させませんが、顎を横にずらすときは、ときとして、噛みしめるときに生じる咬合力の次に強い力を発生させます。その力をしっかり受け止めるのが、歯の根が太くしっかりした犬歯の役割です。人によっては側切歯だったり犬歯のうしろにある小臼歯であったりしますが、横の力を一番しっかりと受け止めて顎を横に誘導してくれるのは犬歯です。

噛む力は強大なので、それを受ける歯にはそれなりの負担能力が必要です。歯というのは、いってみれば骨の中に立つ杭のようなものです。杭は上からの力には強いが、横の力に対してはそれほど強くありません。

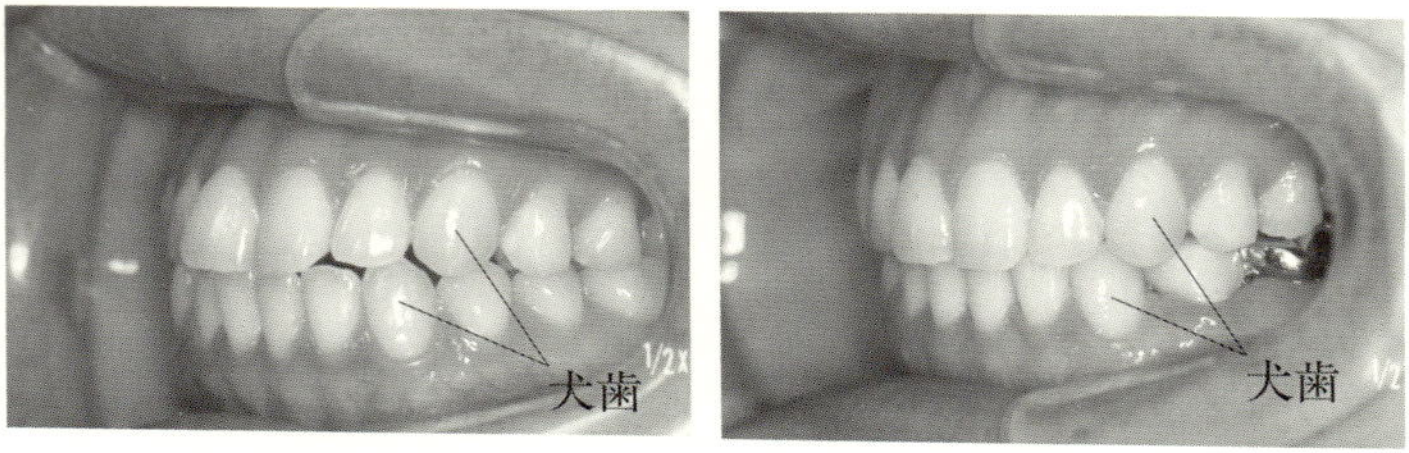

図 2-2　咬合治療による顎の運動の改善例
左：咬合治療前。咬み合わせが浅く，前歯や犬歯の咬み合わせも悪いため，顎がいつも安定せず，顎関節の痛みや頭痛をともなっていた。
右：咬合治療後。咬合治療と矯正によって正しい顎の位置に誘導し，顎を前や横に動かしたときに前歯や犬歯がはたらくようにすることで症状が改善された。

噛む力を考える場合、はさみを想像してみてください。かたい厚紙を切るときは手元のほうで切りますが、それと同じ力で先のほうで切ろうとしても力はあまり先のほうにはかかりません。歯列もはさみと同じように、同じ力を与えても前と奥の歯にかかる負担には差が出てくるのです。このように、奥歯の臼歯は強い咀しゃく筋である咬筋や側頭筋の近くにあるため、もし犬歯が横の力を負担してくれずに、直接奥歯に横方向の力が加われば、奥歯を支える骨は横方向の大きな力の負担に耐えられなくなります。その結果、歯を直接支えている歯槽骨は徐々に破壊されて、しまいには歯が抜けてしまいます。また、奥歯で横の力を受ければ、顎の運動時に余計な力を必要とするため、顎や肩、首にこりや痛みが出ることにつながります。

犬歯は、太い歯根をもち、咀しゃく筋からは距離があって力の負担が少ないため、顎の運動時の横方向の力を無理なく受けることができます。八十歳で二〇本の歯を残す目標を掲げる「八〇二〇運動」の達成者を調べると、犬歯がしっかり機能している人が多いことが判明しています。犬歯は歯にとっては苦手な横方向の力を受け止めて、顎の運動をスムースにしてくれる重要な役割をしているのです。したがって、犬歯を失うと、それ以外の歯に強い横方向の力がかかるようになり大きな負担となります。また、場合によっては、顎の関節に負担がかかり症状が生じることもあります（図2-2）。

咬み合わせについて研究がほとんどなかった時代でも、歯医者の間では「犬歯は抜くな」といわれていました。このように、犬歯は咬み合わせのなかでたいへん重要なはたらきをしているのです。

（3）奥歯――強力な咬合力を支える

奥歯は自動車でいえば駆動輪です。自分の体重にも匹敵する強力な咬合力を支えるのが、奥歯の役割です。前歯はシャベルのような形をしていますが、大臼歯の頭の部分は平らで、噛む力をしっかり受け止める形態になっています。

臼歯部では、とくに咬み合わせの接触部分を、図2-3のように外側からA、B、C点と区別します。このうちのB点は、歯の中心の咬合接触点のためたいへん重要です。そのまわ

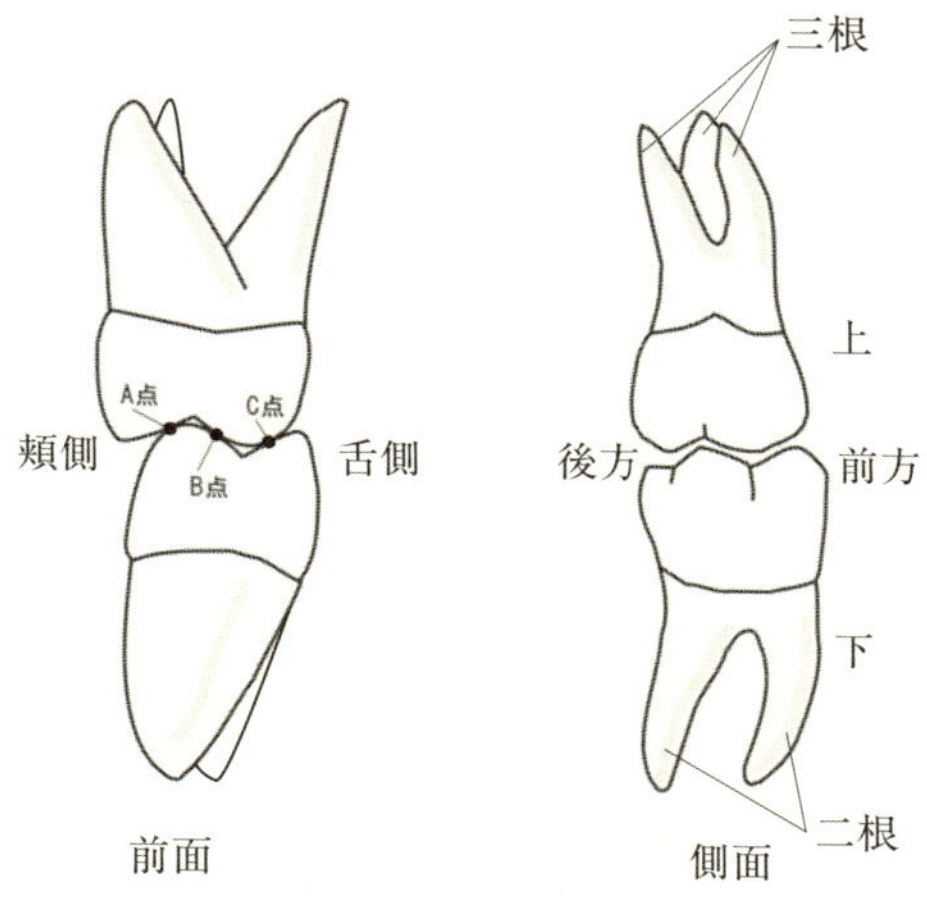

図 2-3　大臼歯の咬合接触点

りにあるA点やC点は、咬み合わせの横ずれを防ぐサポートのような役目を果たします。臼歯では、B点の接触が弱く、歯の端の部分に当たるA点やC点での咬み合わせが強いと、噛む力が十分に発揮できません。A点やC点ばかりで接触するようだと、噛む力が歯の中心からずれるため、顎をずらす力になってしまいます。したがって、歯の中心になるB点が咬み合わせの一番よい接触点であるということは、わかっていただけるはずです。大臼歯におけるB点はとくに重要で、ここで大きな咬合力が発揮されるのです。

また、大臼歯は一つの歯につく根の数が上の歯で三根、下の歯で二根あり、それぞれの根は垂直方向の強い力に耐えられる太さをしています。しかし、奥歯は横方向の力を受けるのは得意ではありません。顎を横にずらしたときの力は犬歯で負担してもらうことによって、不得意な横方向の力から守られています。

このように、それぞれの歯は、種類によって顎の運動時の力のかかり方が異なるので、それに適した形態になっているのです。

2　歯列のタイプは四種類

次に歯並びの形についてみて見ましょう。歯並びのことを歯列といいます。歯列は普通上下とも左右対称です。左右とも奥から大臼歯が二～三本、小臼歯が二本、前歯が三本（犬歯一本、切歯二本）で構成されています（80ページ図2-1参照）。この現代人の歯列は大きく四つのタイプに分けられます。それは、U字型、P型（パラボラ、放物線型）、V字型、G型（ギター型、鞍状型）の四種類です（図2-4）。これらの歯列の形にはそれぞれ特徴があります。以下、自分の歯列と比較しながら読んでみてください。

(1)　U字型――古代人の標準的歯列

U字型は、本来の人間の標準的な歯列のタイプです。前歯と奥歯の境目が比較的明確で、前歯は正面を向き、奥歯は奥に向かって並んでいます。そのため、それぞれの歯の役割も明確で、前歯が顎の前方向、犬歯が顎の横方向の運動を誘導し、奥歯が顎の咬合力を受け止め

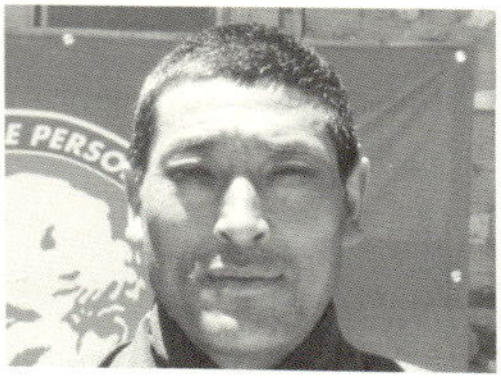

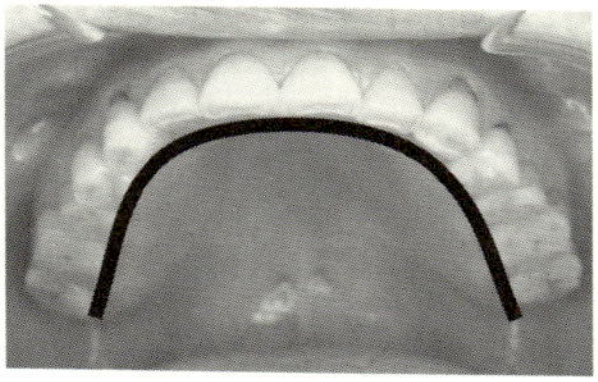

U 字型：ブータン人 49 歳男性。顔は左右対称で下顎の形態もよい。歯はまんべんなく前歯から臼歯まで磨耗しているフルバランス（95 ページ参照）という咬み合わせのタイプで，歯列はきれいな U 字型を示している。咬合力は 82 kg。

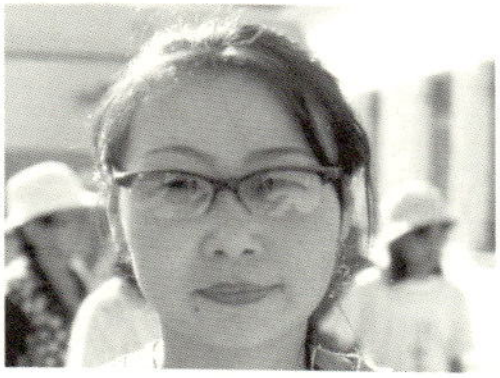

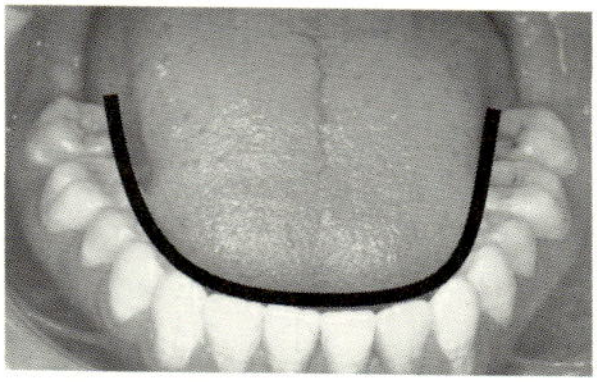

P 型：首都ウランバートルのモンゴル人 37 歳女性。顔はふっくらとしているが下顎が遊牧民たちに比べてやや小さく，顎のずれもみられる。歯列はきれいな放物線を描いている。下顎角は 130 度と開く傾向にあり，現代の日本人と非常によく似ている。

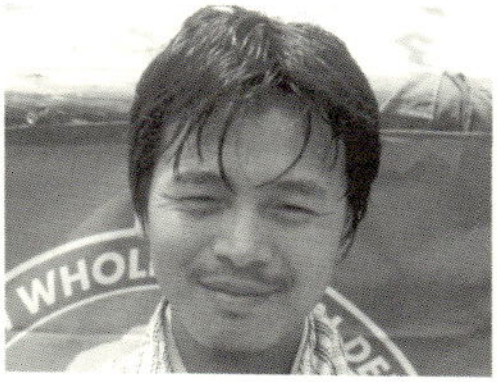

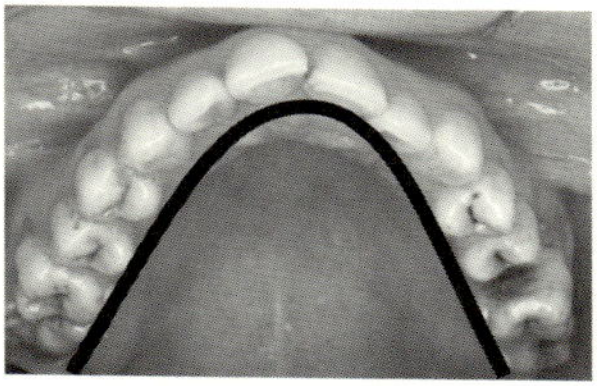

V 字型：首都近郊で生活しているブータン人 28 歳男性。歯列は先のとがった典型的な V 字型。咬合力は男性としては少ない 29 kg。

G 型：日本人 24 歳女性。歯列の中央がくびれて，舌が圧迫されやすい形態を示している。▶

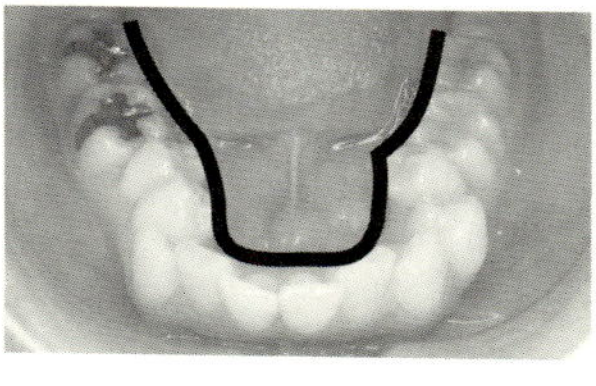

図 2-4　歯列の 4 つのタイプ

ありません。

る理想的な形態です。歯列の横幅が十分で、歯列の内側にある舌の動きが邪魔されることは

このような歯列をもつ人は、顎の形が保たれていて、歯が正しく並ぶためのスペースが確保されています。そのため、咬み合わせの乱れが少なく、また咬合治療が必要な場合でもあまり大がかりな治療を必要とせず、比較的早く治ります。

(2) P型(パラボラ型、放物線型)——現代人の標準的歯列

P型のPは、放物線を表すparabola《パラボラ》のPです。P型は現代人にみられる標準的な歯列のタイプです。U字型よりは犬歯のところの角のカーブがゆるやかで、まさしく放物線を描くような形をしています。U字型に比べ形態的にはやや未成熟な歯列です。

U字型に比べ犬歯と小臼歯の役割分担があいまいです。下顎を横に動かすときに犬歯とともに小臼歯も当たって噛むことがあり、小臼歯が犬歯に近いはたらきをすることがよくあります。そのため、犬歯に比べ横方向の力に弱い小臼歯は、歯ぎしりしたときなどに過度の力がかかることによって歯を支えている歯槽骨が壊されてしまい、ぐらつくことがあります。

U字型に比べて歯列の横幅がやや狭いため、歯の並ぶスペースが不足して乱杭歯になる傾向があります。またそれぞれの歯の機能がU字型ほど明確でなく、あいまいになっています。

骨格的にもU字型に比べ細く、U字型ほど咬合力は強くありません。咬み合わせによる症状がやや出やすく、また治療する歯の本数がU字型に比べ多くなりがちで、積極的に歯を動かす矯正治療を併用することもあります。

P型の歯列は、U字型に比べて咀しゃく筋の発達がやや不十分で、舌の緊張が少ないために起こると考えられます。さらに、口のまわりの筋肉の発達が不十分だと、以下のV字型、G型の歯列につながっていきます。

（3）V字型――形態的退化型歯列か？

横幅が狭く、船首のような形をしていて、前歯から奥歯にかけて直線的に連続している歯列です。犬の歯列のように縦長です。大臼歯部の機能は乏しく、顎の運動は単調で、いわゆる犬噛みを呈することが多いのが特徴です。

咬合力は強くなく、食べものをすりつぶすのは得意ではありません。歯は全体的に磨耗が少なく、とがった感じで、大げさにいうと前歯のように噛み切るだけのはたらきしかしません。P型以上に、歯列の横幅が狭いため歯並びのスペースが不足して乱杭歯になり、咬み合わせが悪くなります。咬合治療を必要とする人も多く、治療に際し矯正治療を併用することも多い形態です。

現代の若い世代に多く、口元のゆるんだ口呼吸をし、肉体的に負荷のない生活と、やわらかい食事による形態的退化を示す歯列といえるのではないでしょうか。

（4）G型（ギター型、鞍状型）——時代を先取りした歯列か？

G型のGは、guitar《ギター》のGです。歯が小臼歯部を中心に内側に倒れ込んでいて、ひょうたんやギターのようにくびれている歯列です。V字型がさらに退化した歯列ともいえる形をしています。

G型の歯列の人は、口のまわりの筋肉、とくに咀しゃく筋や口輪筋の発達が不十分なために口がポカンと開いていて、口呼吸をしていることが多いようです。いつも口を開けていると、舌の位置が普通よりも低く落ち込んだ状態になります。すると歯に対する圧迫が弱くなるため、小臼歯部分が内側に倒れ込むようになるのです。小臼歯部分が内側に倒れ込んでいるため、口元がややへこみ、相対的に頬骨が張り出したように目立つ顔貌になります。また、舌の運動する空間が狭いため、舌足らずな発音になってしまいます。

V字型よりもさらに咬合力が弱くなり、歯の磨耗も当然少なくとがった感じになります。そのためきちんと噛み込めないので、噛まずに飲み込むような食べ方になります。咬合治療と矯正治療を必要とする場合が多くあります。

このG型も、現代の食や生活習慣の影響を強く受けていると思われる歯列で、今の年配の世代の人たちでは見たことがありません。このタイプの歯列も若い世代に急速に増加しています。やや面長で背が高く、筋肉量の少ないひょろっとした体型で、猫背の姿勢の人によく見受けられます。

(5) 左右非対称な歯列

これまでみてきたように、歯列は四つのタイプに分かれ、一般的には左右対称です。しかし左右非対称な歯列の人がいます。咬合治療を必要とする患者さんには歯列が左右非対称の人が多くみられます。その原因としては、生まれつき歯の本数が少ないこと、乳歯のときに早期のむし歯を抜いて永久歯の歯列に影響を及ぼしてしまったこと、噛み癖などが考えられます。

歯列の形態が左右非対称であれば、顎が左右にずれ顎の重心が偏ります。それにともない頭の位置も傾くので、姿勢が悪くなります（図2-5）。また、歯列が非対称であれば、つぶれて狭くなっている側の舌が圧迫されてしまいます。顎のずれが大きく、身体症状も多数ある場合は、左右非対称の歯列の異常に加えて前述のV字型やG型といった形態の異常が重なっていることが多いのです。

咬み合わせの高さは上の歯と下の歯の高さを合わせたもので決まるのですが、まず左右の咬み合わせの高さの基礎となるのが上の歯の歯列です。上の歯列は頭蓋骨についていて、下の顎の歯列がそれに向かって噛んでいくので、噛むための基準は上の歯列にあります。上の歯列がゆがんでいると、下の歯列を正しくしても、ゆがんだ上の歯列に誘導されて噛んでいくため全体としてはゆがんでしまいます。もちろん、逆に上の歯列が正しくても、下の歯列の左右に差があれば、全体としてはゆがんだ咬み合わせになります。

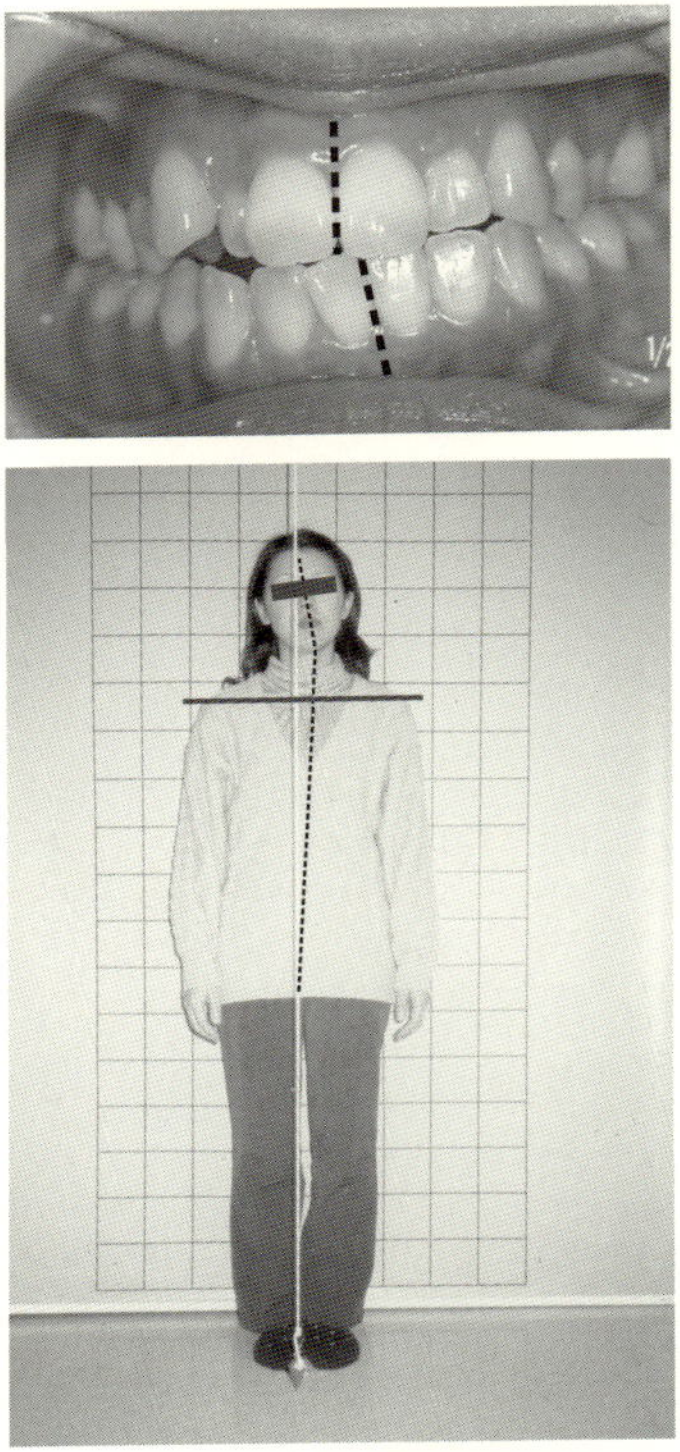

図2-5　左右非対称な歯列の人の口腔内と姿勢の例

上：口腔内。歯列の平面（咬合平面）は右がゆがみ左が引き込んで，左右の高さと形態が異なっている。そのため，下顎が左へ傾き，顎全体が左に寄っている。
下：姿勢。顎が左にずれているため，頭を右に傾け，上半身を左に傾けることでバランスをとっている。

(6) 歯列は使うことでつくられる

このような歯列の形の違いは、むろん遺伝的な要因もありますが、何よりも食生活を中心とした生活習慣によるところが大きいのです。第3章で詳しく述べますが、歯は咀しゃく筋などの口のまわりの筋肉と舌とがうまく機能できるような位置に生えてくるのです。そして歯は噛むことによってよい歯列へと成長します。

人間の体は、工業製品が設計どおりに組み立てればピッタリ完成するのとは異なり、遺伝子によって最初から最後まで設計が決まっているわけではありません。お互いに使うことによって影響し合い、協調しながら体ができていくのです。ですから、体は使わなければ遺伝子がもっている最初の大まかな基本設計のまま不十分な組織ができてしまい、結局はうまく機能しない組織の集合体になってしまうのです。それは、最近のヒトの遺伝子解析が進むなかからも明らかになってきています。

3 咬み合わせのタイプは二つ

上下の歯列が顎の動きによって咬み合わされて、私たちは食べものを咀しゃくしています。したがって、咬み合わせは、その人の歯や歯列の形態、そして顎関節の形態によって決まります。しかも、乳歯と永久歯では形態が異なり、顎の形も違うので、成長に合わせて咬み合わせのパターンも変化します。私たちが食事をするときの咬み合わせには、大きく分けてチョッピングタイプとグラインディングタイプの二つがあります。

(1) チョッピングタイプ――子どものときの咬み合わせ

チョッピングタイプは、チューインガムを食べるときの顎の動きに見る咬み合わせです。このときの顎の動きは、単純に下顎を動かして、食べものを噛み切る上下運動を主体とした縦方向の動きです。顎を開けたら、一番噛み込んだ位置（中心咬合位）へと一直線に閉じる動きです。大きい食べものを少し細かくすることはできますが、繊維質の多いものを細かくして飲み込むことは得意ではありません。いわゆる「犬噛み」ともいわれる咬み合わせです。子どもの咬み合わせはチョッピングタイプが主体で、年齢とともに顎を横に動かすグラインディングタイプへと変化します。子どもが繊維質のものをよく噛めないで口の中に残してしまうのは、チョッピングタイプですりつぶす横方向の顎の動きが少ない咬み合わせだからです。

しかし最近では、大人でもこのようなチョッピングタイプの咬み合わせが多くみられるようになりました。やはり、軟食化でよく噛まないで丸飲みすることが原因だと考えられます。

大人になってもこのような咬み合わせの人は、歯の磨耗が少なく、奥歯の頭も角が残った形をしています。歯の磨耗が少ないため、咬み合う歯の接触面積も小さいのです。

その証拠に、このような人の歯列は、V字型やG型が多いのが特徴です。これは、チョッピングタイプが、単調な咀しゃく運動であまり強い咬合力を必要としない食生活のために、このような咬み合わせになったと考えられます。

また三十代以降の大人でチョッピングタイプの人が、よく噛む努力をしても、歯列の形態や顎関節の形ができてしまっているため、グラインディングタイプに変化することはむずかしいと思われます。

(2) グラインディングタイプ――大人の咬み合わせ

グラインディングタイプの顎の動きは、下顎を横に動かして食べものをすりつぶす臼磨運動を主体とした横方向の動きです。下顎が上下、左右に複雑に動く咬み合わせです。この顎の動きは、成長して筋肉がつき顎が発達するにしたがってできるようになります。

グラインディングタイプの顎の動きは、大きく二種類に分かれます。一つは、大人でも比較的若い人に多いタイプで、縦方向の動きと横方向の動きがバランスよく動くタイプです(86ページ図2-4P型参照)。顎の動きのなかで理想的な動きの一つです。食物を噛み切る

 こともすりつぶすこともできるため、非常に効率的に咀しゃくすることができる咬み合わせです。

歯は長年使っていると次第に磨耗し、咀しゃくするときに顎の横方向の動きのほうがだんだん大きくなってきます。これがグラインディングタイプのもう一つのタイプです。これは、年配の人や歯ぎしりの強い人にみられます。歯列のタイプでいうと、U字型やP型にみられます。

また、筋肉量があり、かたいものを食べるのが好きな年配の人に、高度に歯が磨耗しているのがよくみられます。この状態では顎を誘導する前歯の機能がだんだん低下するので、犬歯の顎を横方向に動かす力が次第に奥歯に加わるようになります。このような咬み合わせを、とくに「フルバランスの咬合」といいます。磨耗がこのように進むと、奥歯の頭の部分が真っ平らにすり減り、前歯は横にぶった切ったようにすれていることがあります（86ページ図2-4U字型参照）。

歯を失ってつくる取り外し式の入れ歯は、歯の部分がかたいプラスチックであることが多く、この材料は自分の歯よりすり減るスピードが速いのです。そのため長年同じ入れ歯を使っていると、噛む面が平らにすり減ってきます。また、いつもかたいものを食べる人は歯の磨耗が早く、古代人の遺骨やモンゴルの遊牧民のかなりの歯は、三十代でもよく磨耗しています。この場合に、フルバランスの咬合がよくみられます。古代人はかなりかたいものを食べていたので、歯のすり減る速度も速かったようです。しかし、古代人の平均寿命は三十代半ばでしたので、それで天寿を全うできたのでしょう。

歯の頭部分にも限度があります。歯が磨耗しすぎると歯の神経が露出したり、歯が割れやすくなったりして歯を失う原因になります。したがって、長寿社会になった現在、自分の歯で長く噛み続ける秘訣は、過度にかたいものを食べすぎないようにすることではないかと思います。もちろん、やわらかいものばかりではむし歯になりやすく、顎の骨や筋肉もやせてしまうのでよくありません。ほどほどがよいのです。

今の年配の人は戦後の食糧難の時代にたくましく生きてこられたので、年齢相応の咬み合わせをたどってきています。しかし、高度成長期以後に思春期、成長期を過ごした世代には、従来みられた年齢相応の咬み合わせが徐々にみられなくなってきています。とくに、今の二十代の若者には、高齢になっても単調な動きであるチョッピングタイプの咬み合わせのままの人が多くなる可能性があります。

4　性格や職業がつくる咬み合わせ

咬み合わせと性格には、ある程度の関係があります。我慢するときには、「奥歯をくいしばる」という表現をよく使います。まさにそのとおりで、頑張り屋さんや我慢強い人は、顎の筋肉はかたく、歯は噛み癖にあわせて強く磨耗していることが多いのです。

このような人は、歯に過度の力が加わり、場合によっては外傷性咬合とよばれる、歯が割れたり、歯を支える骨がやられてしまったりすることがあります。それに加え、強い咬み合わせによって歯が磨耗し低くなると、今度は歯に加わっていた強い噛む力は顎の関節に直接伝わるようになり、顎関節が破壊されることがあります。顎関節の破壊が進めば口が開かなくなることもあります。

印象的なのは刑事さんで、日頃から我慢のいる激しい職務をされているためか、強い噛み癖による外傷性咬合がみられることがあります。また、精密機械工場のラインに勤めている人も、姿勢を常に保持し神経を

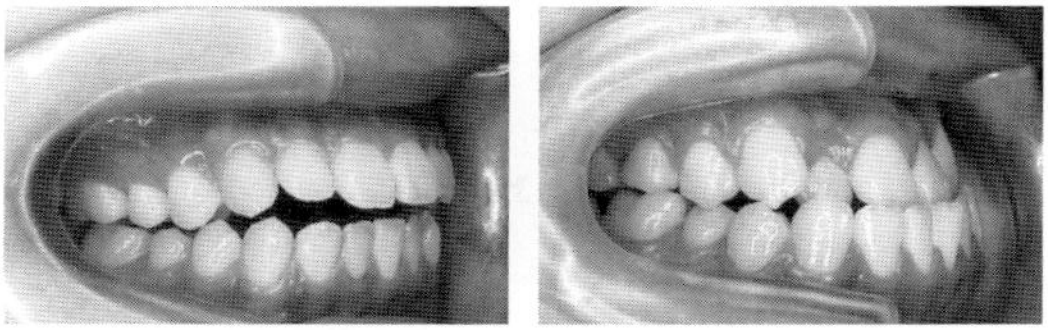

図2-6　オープンバイト（左）と反対咬合（右）の例

使うためか顎が緊張し、顎関節に強い負担がみられることがあります。

一方、前歯が上下とも開いたオープンバイト（図2-6左）とよばれる咬み合わせの人や、下の顎が上の顎より大きい反対咬合（図2-6右）の人は、どちらかというとあまり神経質ではなく楽天的な性格の人といわれています。また、咬み合わせが浅く、上下の歯の接触面積が少ないために顎が左右にずれやすい人は、集中力に欠け、精神的に落ち着かない傾向があります。

5　咬み合わせは顔つき、姿勢を決める

歯を失っても入れ歯を入れていないおばあちゃんは、誰でもすぐにわかります。顔つきには顎を支える奥歯がとくに重要で、顎の位置を決定づけます。たとえば、奥歯の高さが左右で異なると、それだけでゆがんだ顔になってしまいます。口元がゆがんでいる人の多くは、奥歯の左右の高さの違いが頬を介して現れた顔つきです。

また、この咬み合わせのゆがみは、体の重心にも影響を及ぼします。たとえば、下顎が左にずれれば重い頭の重心が乱れ、それを補正しようと頭自身が反対の右へ傾きます。それにとどまらず、肩が左に下がり、腰が曲がって下へ下へと全身の姿勢の乱れが引き起こされま

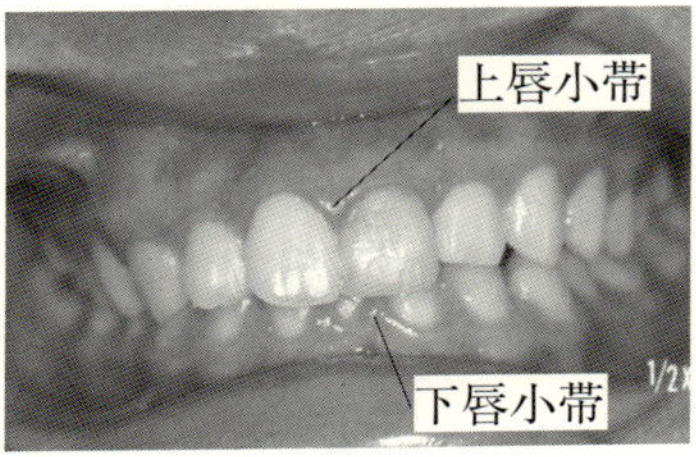

図 2-7　咬み合わせが姿勢を悪くする例

咬み合わせが低く，大きく左にずれている（左）。姿勢は上半身が右に傾き，重心がうしろへ傾いている（下2枚）。顎がカクカク音がして肩こりがひどい。左半身が使いにくく，いつもイライラしているなどの症状があった。

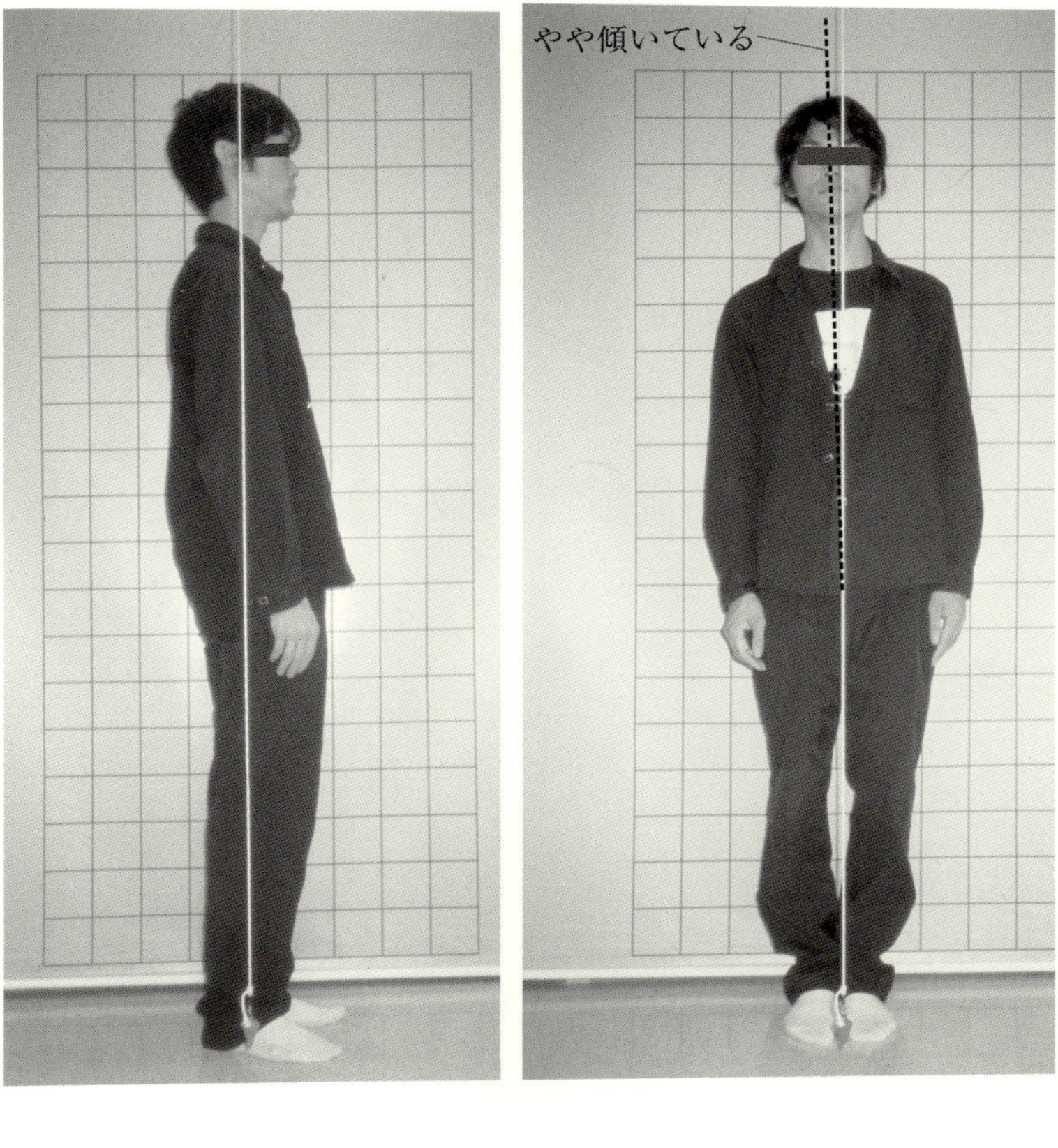

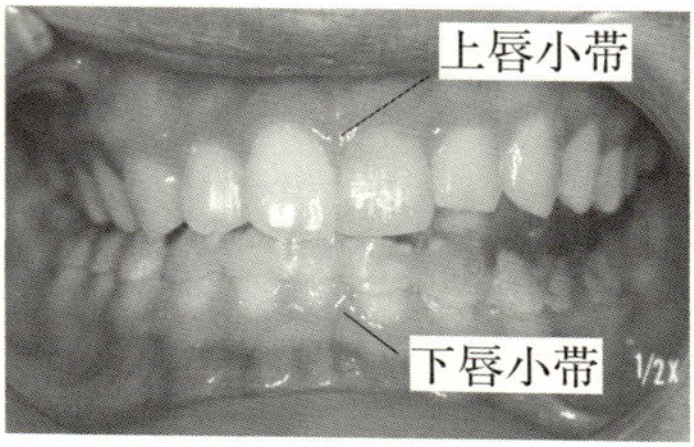

図 2-8　咬合治療による姿勢改善例
スプリント（141 ページ参照）を用いた顎の位置の改善によって咬み合わせが改善され（左），大きく傾いた上半身も改善され，重心も整ってきている（下 2 枚）。

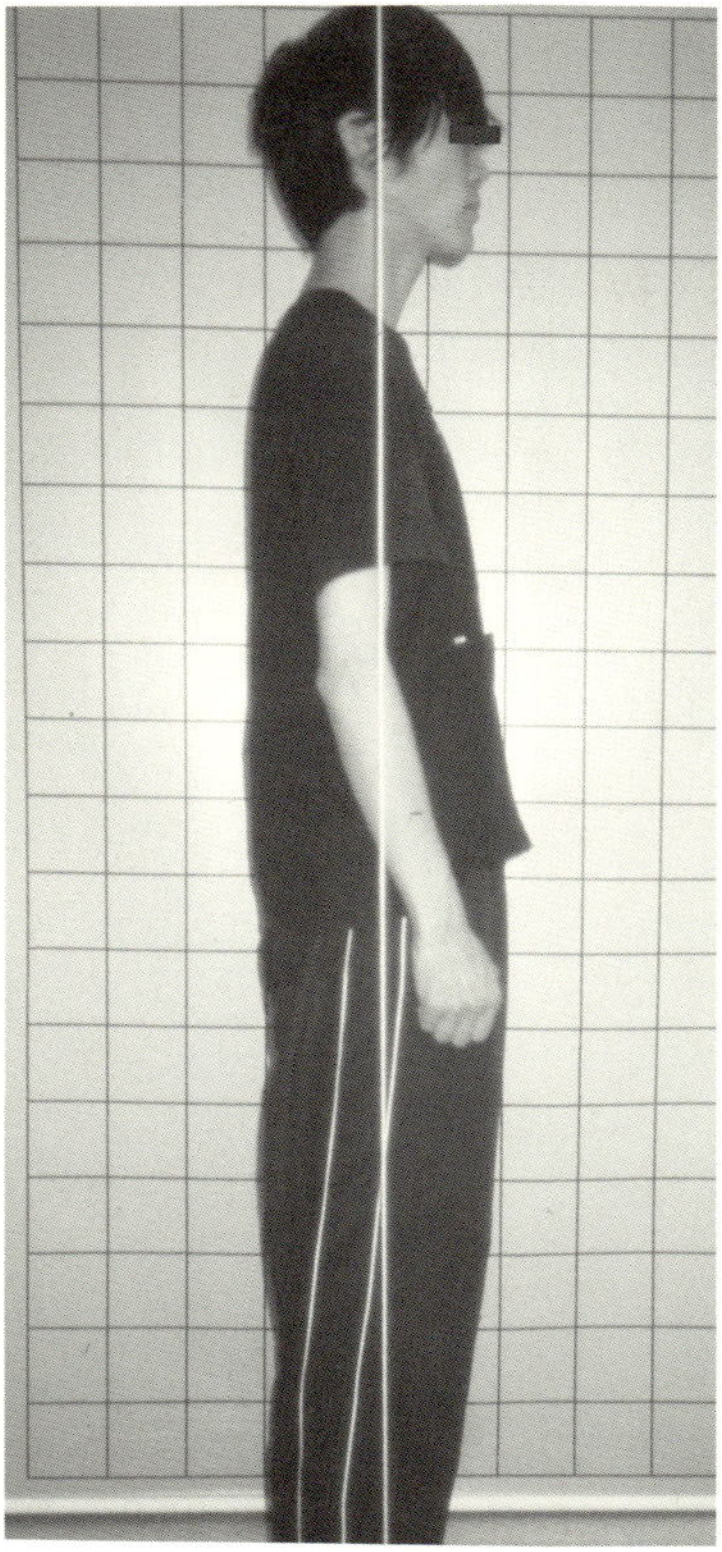

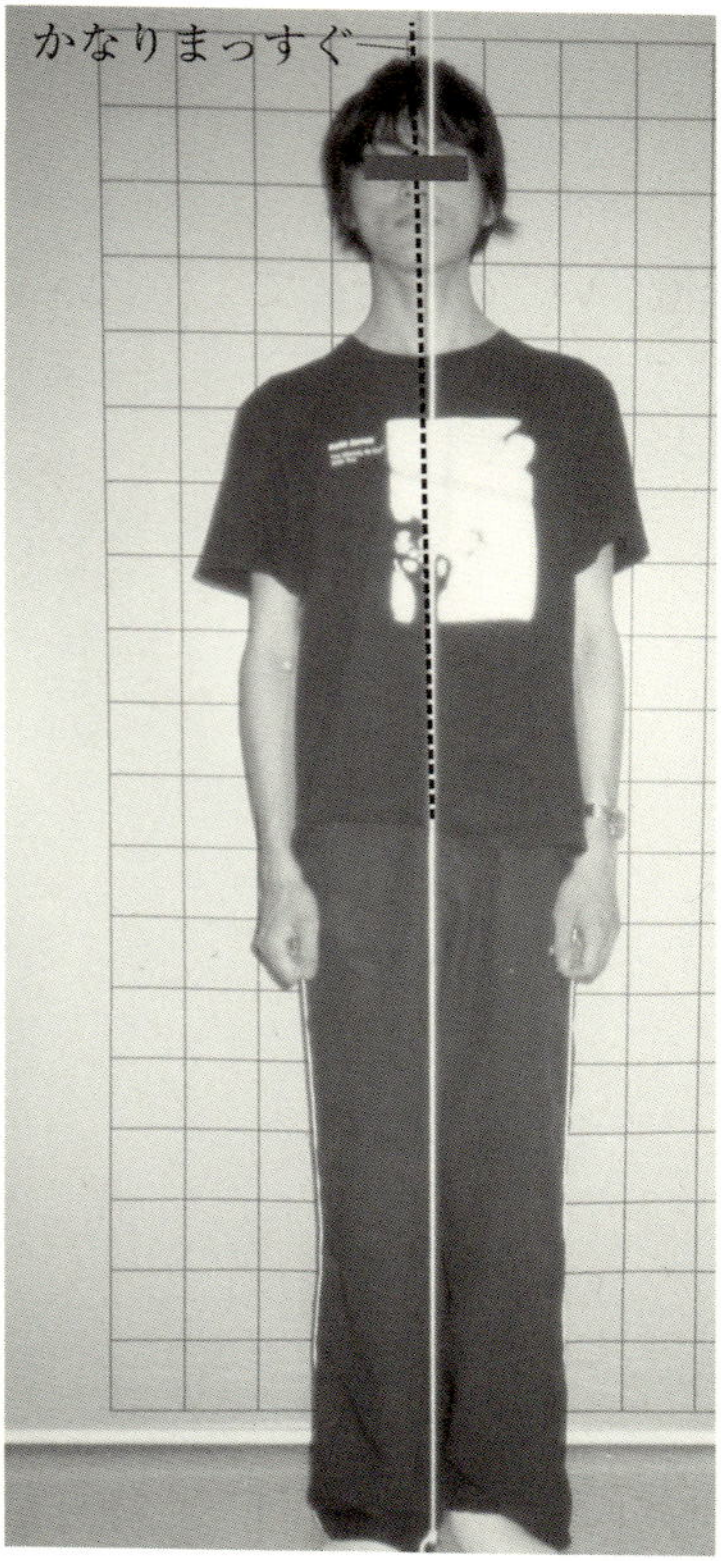

す。これがよくみられるケースですが、例外もあります。図2-7のように下顎が左にずれていても肩が右に下がっている場合もあります。その場合でも、ゆがんだ咬み合わせを整えることで、顔の非対称やゆがみが取れ、姿勢も自ずと改善されます（図2-8）。

●顎をずらして姿勢の変化を見てみよう

咬み合わせのゆがみによる姿勢の変化は、次の方法で誰でも体感できます。ここでは、自分の咬み合わせと体の変化について実際に試してみてください。

①まず、立った状態で全身の力を抜いてみてください。

②そうして、下の顎をゆっくりと右に大きくずらします。少しずつ、首の筋肉に引っ張られるように頭が左に傾いていくと思います。鏡を前にすれば、その後ゆっくりと肩が傾いていくのがわかるでしょう。

③この姿勢を一〇～一五分保持してください。倒れようとする体を支えようとして、全身がだんだんとゆがんでくるのが実感できます。

④そうしたら、もう一度よく自分の姿を鏡で確認してください。顎が右にずれているので、頭が左に傾き肩や首が曲がってきているのが確認できると思います。このときの頭や首のねじれ、肩や腰の位置をよく観察して憶えておいてください。多くの場合は顎がずれている側

の肩が下がってきます。

⑤あまり顎をずらしていると顎が痛くなるので、確認できたら顎をもとに戻します。ここで今度は体操をして、体を少しほぐしてください。五分もすればゆがんでいた姿勢がみるみるうちにもとに戻ります。この戻した姿勢を先ほど確認した顎をずらしたときの姿勢と比較してみると、咬み合わせのゆがみによる姿勢の変化がおもしろいほどよくわかります。

この逆で、体がゆがむことが原因で咬み合わせがずれてくることもあります。それは、いつも一方の肩に重いものを下げたり、日常的に傾いた姿勢で仕事をしたりする人にみられる現象です。全身の姿勢のゆがみが先ほどとは逆の過程で上へ上へといき頭がずれ、頭のバランサーの役目となる顎が左右どちらかにずれ、咬み合わせがずれてくるのです。

また、下顎の前後によっても姿勢が変化します。下顎が前にずれれば首の前傾は少なくなり、のけ反る姿勢になります。下顎が大きくうしろにずれていれば首は前に倒れ、姿勢は猫背になるのです。顎は体全体からみれば小さい部分ですが、直立歩行する人間の上部にあるため、姿勢にたいへん大きな影響を与えるのです。

第3章

噛めば体が造られる
――顎の強化は体全体に好影響

1　血流や刺激が脳力をアップ

朝食を食べると頭が冴えるのは、誰でも経験があることでしょう。食べることによって血糖値が上がり脳へ栄養が供給されることが一つの原因ですが、噛むことによって脳に血液がいきやすくなるのも原因の一つです。

顎の内側には、脳から心臓へ血液を送り返すポンプの役割をする翼突静脈叢と海綿静脈洞というところがあります（図3－1）。脳へは心臓が送り出す血液のうち約二〇％が循環しています。その大量の血液をスムースに脳から心臓に送り返すために、翼突静脈叢には心臓と同じように弁があり、顎を動かしてものを食べたり、話をしたりすることによって顎のまわりの筋肉が収縮してポンプのはたらきをし、血液を送り出しているのです。

つまり、噛むことで脳への血液供給がスムースになり、頭がすっきりしたり、顔の血色がよくなったりするのです。逆に、噛むことをせず顎を動かさないと、脳や顔の血液循環は悪くなり新鮮な血液が流れなくなります。脳の血流が悪化すると、気力がなくなったり、ボーっとして集中力が低下したりするなどの症状が出てきます。

また、よく噛むことによって直接、大脳に刺激が伝わります。咀しゃくの刺激が顎関節や咀しゃく筋などにある感覚受容器（センサー）から脳へ情報を送るので、大脳が刺激されます。ラットを用いた実験でも、咬み合わせのよいグループは、咬み合わせの悪いグループに比べて学習能力が高いという結果が得られています。

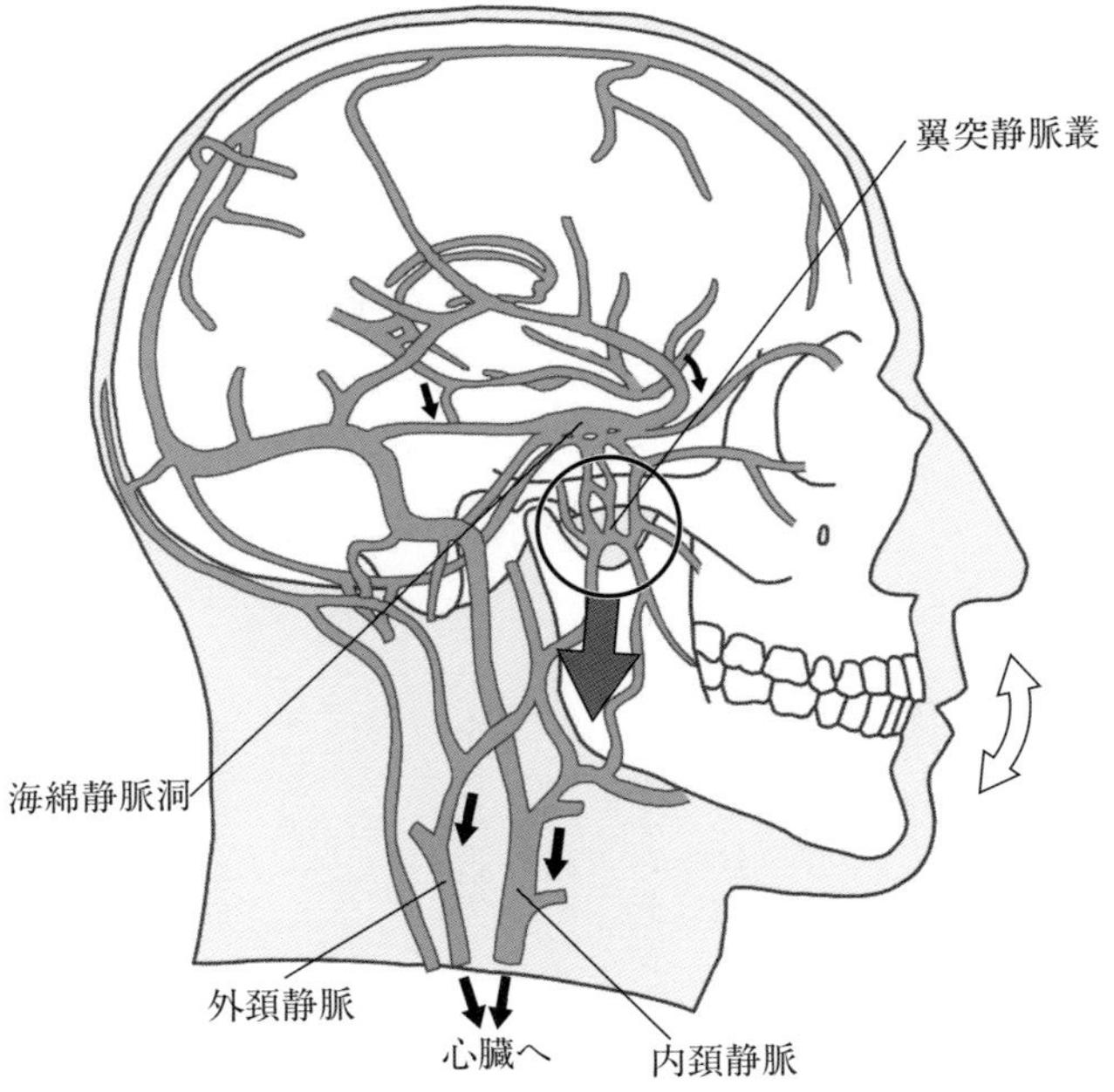

図3-1　翼突静脈叢と海綿静脈洞
（慶応義塾大学医学部　船戸和弥先生HPより許可を得て改変）

さらに、よく噛んで咀しゃく筋が活動すると、覚醒中枢である脳幹網様体というところにその刺激が伝わり、脳が活発にはたらくようになります。噛んで顎を動かしているときには眠くなりにくいのはそのためです。

このように、いくつもの仕組みによって、噛むことが脳を活性化することが証明されています。つまり、よく噛むことには、学習能力を高めたり、脳の老化やボケを防止したりする効果があるのです。高齢者の調査においても、咬み合わせとして機能する歯が多く残っている人のほうが痴呆になりにくい、ということが明らかになっています。

2　姿勢が安定して運動能力が向上

咬み合わせを正しくして、しっかり噛めるようになると、ゴルフの成績が上がるということがあります。力を瞬間的に使うときに歯をくいしばると、姿勢が安定し、力が効率よく発揮できます。頭の位置が定まらないと体の重心が乱れ、発生させた力がうまく全身に効率よく伝わらずにロスが大きくなります。

最近ではスポーツ歯学という分野が発達し、プロ野球、プロレス、競輪の選手に、咬み合わせを正すことで成績が向上しているケースが増えています。著者たちの海外や国内での調査においても、咬み合わせのよいグループが、悪いグループに比べ握力が強い結果を確認しています。治療現場においても、プロゴルファーで上位を狙う選手や、日本でもトップクラスのライフル射撃の選手が、咬み合わせを整えることによって成績を飛躍的に向上させた例がみられます（図3-2）。

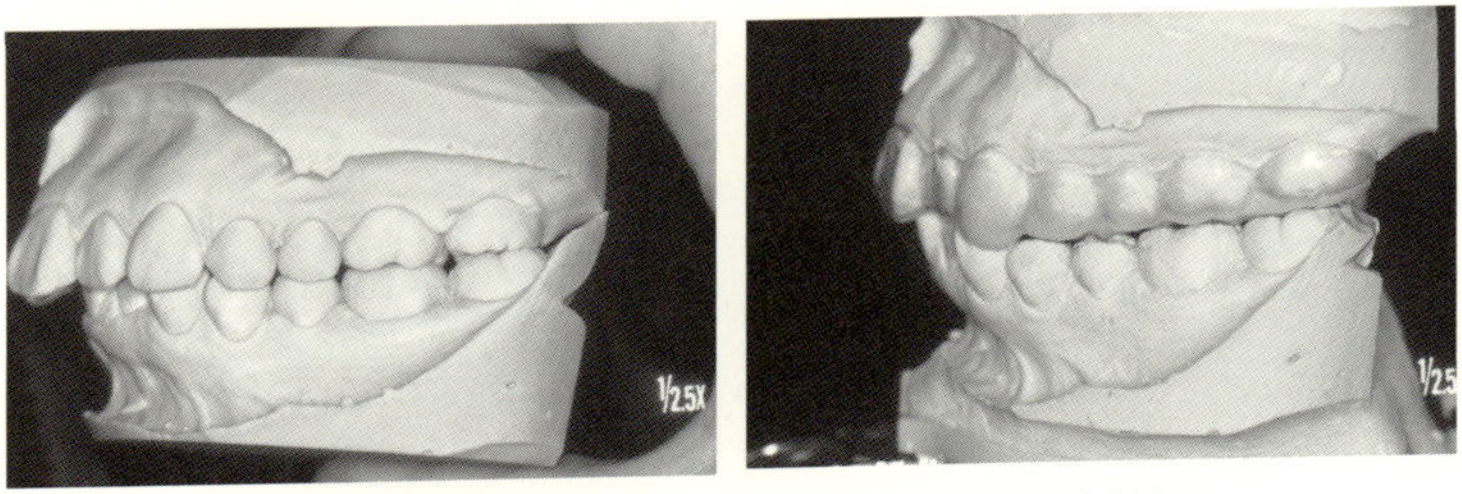

図 3-2　射撃選手の運動能力の向上例（初診時 26 歳女性）
左：治療前の口腔内模型。下顎が大きく後退しているのがわかる。また，下顎が左にずれていた。
右：治療後の口腔内模型。下顎が前方に誘導され，同時に左右のずれも修正されている。
咬合治療開始直後の大会から徐々に成績が向上した。それと同時に視力の向上がみられ（右 0.2 → 0.4，左 0.2 → 0.6），本人も集中力の向上や姿勢の安定を実感したとのことであった。

咬み合わせが大きくずれ、顎がずれているケースでは、顎に手を当てただけで、口の開閉だけに無理な力が使われているのがわかります。また、部分的な歯の咬合接触が全体の咬み合わせを悪くしているケースもあります。そういった全体の咬み合わせに邪魔な部分を整理すると、とたんに顎の安定感が増し、スムースに無駄なく力が発揮されているのが顎を通して伝わってきます。

咬み合わせの調整前とあとで咬合紙（145ページ参照）を直接噛んでもらうと、咬み合わせを調整する前は邪魔な歯の接触が数か所あり、咬頭という凹凸の数から比較して全体の歯列の接触点とその面積が少なかったのが、咬み合わせの調整をすると一気に増え、明らかに咬み合わせの効率が上がるのが確認できます。それはまるで曇り空が一瞬にして晴れ渡るような印象です。

調整前は噛んでもらっても、何だか借りてきた咬み合わせのように力がしっかり入らなかったのが、調整すると迷いがなくなったようにスパスパとリズムよく噛むという変化がみられます。まさに、患者さんの噛むサイクルのプログラムが瞬時に切り替わるような変化がみられるのです。この時点で治療台から立ってもらい、体操で体を少しほぐしてもらうと、体の緊張が取れて肩や首がとたんに楽になっていることも多いのです。

人間は直立二足歩行の動物で、重い頭を体の一番上にのせています。ここで下顎は前述のように頭の重心のバランスをとる役目を果たします。咬み合わせが悪いと顎の位置もずれて頭の重心が乱れ、また無理な力で頭を支えようとするので、運動能力に大きく影響するのは当然なのです。

これらの例からも、咬み合わせが悪いと、その人本来の運動能力を抑えつけてしまうのではないかと考えられます。咬み合わせが悪い人の咬み合わせを正しく調整すると、それまで抑えつけていたタガが外れ、その人本来の運動能力が発揮できるようになるのではないでしょうか。

3　自律神経系の安定と免疫力の回復

これまで、咬み合わせの全身的な影響として脳の活性化と運動能力の向上、細かくは筋肉や血流などについてお話ししました。これらは、咬み合わせの影響を比較的わかりやすく実感できるものだと思います。しかしそれ以外にも、体の重要なシステムに影響を及ぼしている可能性があるのです。それは自律神経系と免疫系です。咬み合わせが治ると、動悸やめまいが改善した、風邪を引きにくくなったと報告してくれる患者さんが多くいます。咬み合わせがよくなるとなぜそのような変化がみられるのか不思議に思いますが、次のような仕組みで症状が改善していると考えられます。

（1）自律神経系のバランスを安定する

咬合治療を必要とする患者さんには、自律神経失調症のような症状を訴える人が多くいます。訴える症状は、めまい、動悸、情緒不安定、イライラ感や四肢の冷えなどです。自律神経の主なはたらきは、呼吸、血液循環、消化、内分泌など体の内部環境を整えることです。自律神経は脊髄の中心を通って全身に分布し情報を伝えます。

咬み合わせがずれることで顎がずれると、体がゆがみ脊椎がずれ、そこを通る自律神経を圧迫するので、自律神経失調症のような症状が現れます。また、咬み合わせがずれることで顎がずれると、体が傾き、無理な体の緊張状態が続くことによっても自律神経が混乱をきたし、同様な症状が出てきます。

この自律神経には交感神経と副交感神経とがあり、お互いに協調して体調を整えています。交感神経は主に体を活性化するときにはたらき、副交感神経は消化したり休息したりするときにはたらきます。わかりやすく自動車にたとえると、交感神経がアクセルに、副交感神経がブレーキに似た役目をしているといえます。この交感神経と副交感神経のバランスが崩れると、いわゆる自律神経失調症のような症状を呈するのです。

自律神経は血液の中の白血球にも影響することがわかっています。白血球の中には顆粒球とリンパ球という成分があり、交感神経がはたらくと顆粒球が増え、副交感神経がはたらくとリンパ球が増えます。白血球の中では顆粒球が約六〇%、リンパ球が約三五%という割合が理想とされています。動悸や情緒不安定や四肢の冷えなど、自律神経に関係のある症状を訴える咬合治療の患者さんを調べたところ、興味深い結果を得ました。これらの患者さんは、顆粒球が過多で交感神経優位の傾向がありました。しかし、自律神経の乱れによって逆に副交感神経優位の人もいたのです。

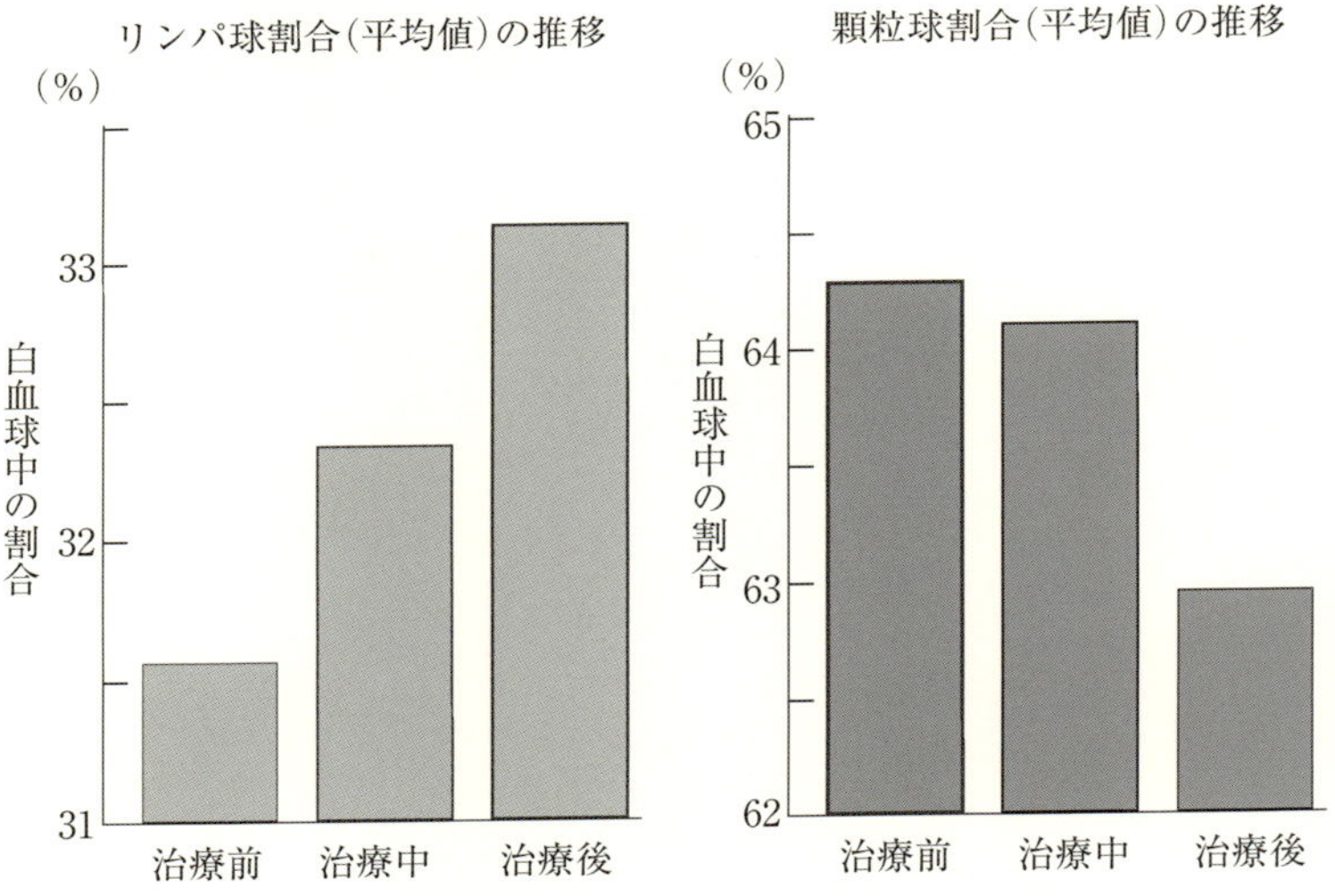

図3-3　咬合治療によるリンパ球と顆粒球の変化
治療前は顆粒球が多く，リンパ球が少ない傾向にあるが，治療による全身症状の改善とともに顆粒球とリンパ球のバランスの改善がみられる。

顆粒球過多の交感神経優位の人は、緊張型で症状が強く、情緒が不安定で集中力がない傾向があります。一方、リンパ球過多の副交感神経優位の人は、どちらかというと元気がなく、いつも疲れやすい傾向があります。咬合治療によって適正な顎の位置を確保して、適正な顎の運動ができるようになると、これらの症状は改善していきます。交感神経優位の人は落ち着きが出て集中力がつき、顆粒球の割合も理想値へと近づきます。また、副交感神経優位の人は、日常的にやる気が出て活動的になってきます。もちろんリンパ球と顆粒球のバランスも改善し、自律神経のバランスが回復してきます（図3－3）。

（2）免疫力を回復する

咬み合わせのずれによる自律神経の変化は、免疫力にも影響します。人間の体を守っている免疫という自己防衛システムにおいて、重要なはたらきをするのが白血球です。先ほど説明したように、白血球には顆粒球とリンパ球があり、健康のときの比率は六〇対三五です。

自己防衛システムにおける顆粒球の役割は、体外からの細菌や細胞の死骸など大きなサイズの異物を捕食し、処理することです。ところで、顆粒球は死ぬときに活性酸素を組織の粘膜に放出します。顆粒球の増加が一定限度にとどまっていれば、体内には活性酸素を無毒化する仕組みがあるので何とかなります。しかし、顆粒球が増えすぎると、自力では手に負えなくなり、正常な組織の粘膜を傷つけて組織破壊を引き起こします。

一方、リンパ球の役割は、ウイルスなどの微小なサイズの異物を抗体とよばれるたんぱく質を使って攻撃することです。一度攻撃した異物の攻撃方法は記憶するので、以後、同様の異物が体内に入り込むと速やかに攻撃され排除されます。しかし、リンパ球が増えすぎると、抗体が過剰となり、もてあました抗体がさまざまな物質と反応するため、アレルギーを引き起こしやすくなるのです。

そこで、咬合治療によって咬み合わせを正しくすれば、顆粒球とリンパ球の比率が理想値に近づき、混乱した自律神経が整えられ、本来の免疫力が回復するというわけです。

4　咀しゃく筋の筋力がアップ

(1) 噛む力が強くなる

◆低下し続ける子どもの体力、運動能力

最近の文部科学省の調査によって、子どもの体力と運動能力の低下傾向が一九八五年頃から続いていると報告されています。たとえば、九歳男子の立ち幅跳びの平均値は、一九八七年度が一六〇・四センチだったのに対し、九六年度は一四九・三センチと約一一センチ低下し、二〇〇六年度には一四六・六センチと、身体能力がこの二〇年間に一割近くも低下しています。そのほか、走り幅跳びや持久走などの基礎的な運動能力の低下も確認されています。

一方、身長や体重などの体格の向上は継続して認められています。いってみれば、現代の親子を同年齢で比べてみた場合、子どものほうが親より身長が高く体格はよいが、体力や運動能力では劣るということになります。

その一因として、食生活の欧米化で高カロリーを摂取するようになったにもかかわらず、どこへでもほとんど歩かずに電車や自動車で行ける社会になって、生活のなかで運動する機会がめっきり減ったことがあげられます。現在、日本全国のあちこちでみられる、ファーストフード、コンビニエンスストア、ファミリーレストランが一九七〇年代頃に誕生し、またちょうどこの頃から自家用車の保有台数もぐっと増えてきています。つまり、現代の便利で体を使わずにいられる環境で最初から生活していることが大きく影響していると思われます。

体を使わなくなって体格だけが大きくなれば、無理が生じることは誰が考えても明白です。私たちが普段診る口の中の状況も、この体力と運動能力の調査と同傾向を示しています。つまり、全体的に筋肉が落ちているのですから、咀しゃく筋も同様に落ちています。一方、歯の大きさは遺伝的にその大きさや形が決まっているとされていますが、最近の研究では栄養状態が良好なことよって歯もやや大きくなっているとの報告もあります。咀しゃく筋が落ちて歯が大きくなっているのですから、現代の若者の口のまわりの筋肉がもの足りなく、噛む力が低下しているのは、当然といえるでしょう。

◆骨や筋肉は使えば使うほど強くなる

骨の形を決める一つの法則として、ウオルフの法則というのがあります。これは、「骨は、体を使うことによってその動きに適した形に変化していく」というものです。つまり、体を正しく使って適度な刺激を与えることによってよい骨格が得られるが、運動不足になったり偏った体の使い方をしたりすれば、骨の発達は未熟なものとなるというものです。

咬合治療をするに当たり、咀しゃく筋などの筋量が不足していたり、姿勢が悪かったりした場合、その人の食生活や生活習慣をも問診し指導していきます。仕事の内容や運動の習慣、またいつも重いカバンなどを片方の手だけで持つ習慣などを問診します。そして、デスクワークを長時間する人や運動不足の人には、運動習慣の改善を頭に入れて日常生活をしてもらいます。なるべく、買いもののときは自動車を使わずに歩く、エスカレーターやエレベーターではなく階段を利用する、などというように指導します。重いものを片方の手だけで持つ癖のある人には、左右の手でかわるがわる均等に持つように指導します。テレビをいつも決まった方向から見る癖のある人には、正面から見るように気をつけてもらいます。

いずれもはじめは強い意志がないとむずかしいですが、続けていくうちに当たり前となり、次第に習慣になっていきます。そして、適度な筋肉量と正しい姿勢を保てるようになれば、たとえ咬み合わせが多少ずれていても肩こりなどの症状が出にくく、また咬み合わせを治してあげると症状の改善も早いのです。

◆悪い循環を断ってよい咬み合わせの循環へ

顎の筋肉が弱いと、咬み合わせのずれを戻そうとしても、かなりの手間と時間が必要になります。今、このような状態の患者さんが確実に増えています。この大きな原因として、全身の筋肉の低下と日常的に噛まないことがあげられます。噛まないから噛めない、噛めないから噛まないといった悪循環に陥っていることが考えられます。

したがって、噛めるような咬み合わせに再構成し、少しずつ噛むようにすれば、顎が安定してきます。顎が安定して噛めるようになれば、だんだん筋肉もついてきて改善のスピードが上がります。このように咬み合わせの悪い循環に陥っていたのを、噛めるから噛む、噛むから噛めるといったよい循環にもっていくのです。しかし、悪い方向に転がっていくのを逆回転させてよい循環にもっていくには、やはりかなりのエネルギーと時間が必要になってきます。悪い循環に陥らないように、日頃からよい生活習慣を保つことがたいへん重要になります。

(2) 口呼吸を防ぐ

咬み合わせは呼吸とも大きく関係してきます。健康な体を造る視点からも、呼吸は重要です。呼吸には、鼻で吸い込む鼻呼吸と口で吸い込む口呼吸があります。本来、人間は正常時は鼻呼吸をするようにできています。しかし、咬み合わせが悪い人の特徴の一つとして口呼吸がみられるのです。

◆口呼吸は風邪を引きやすく、舌足らずになる

咬み合わせが悪い人や、日頃からよく噛んで食べていないため口のまわりの筋肉が少なくて口をポカンと開けている人は要注意です。まず、口を開けたままでいると、上の前歯は唇からの内向きの圧力がなくなるため、だんだん出歯になってしまいます。出歯になれば口を閉じようとしても、歯が邪魔をして閉じにくくなります。

最近の小児歯科での調査では、三分間ずっと口を閉じていられたのは、幼児から中学生一〇三六人のうち三八・一%だけであったという報告があります。口をポカンと開けたままというのは、鼻で呼吸をせずに口で呼吸をしていることを意味します。

鼻は、においを感じる以外に、吸い込んだ外気を体に害の少ない状態にする重要な二つのはたらきをしています。一つは、加湿器のように吸い込んだ外気を加温、加湿してのどや気管、肺を守るはたらきです。もう一つは、吸い込んだ外気中のゴミや細菌などの外敵を取り除く、いわばフィルターのようなはたらきです。

口呼吸になるとこれらの機能がはたらかずに、冷たく乾燥し汚れた外気が直接肺に入り込

むことになります。そのため、細菌などで肺が感染症を起こしやすく、冷たい乾燥した空気で、のどから肺にかけての粘膜が傷みやすくなります。つまり、風邪を引きやすくなるということです。また、吸い込んだ外気は口の中を通過するため、口の中が乾燥しやすく、歯周病やむし歯の原因菌が繁殖しやすくもなります。もちろん、口の中の菌が繁殖すれば口臭の原因にもなります。

さらに、口呼吸していると発音にも影響します。口のまわりの筋肉が衰え、舌が後退し、また舌の運動を妨げるように歯が内側に倒れてくるため、はっきり発音することができなくなり、舌足らずの発音になります。

口は食べものを咀しゃくし、発音し、また必要であれば呼吸をするたいせつな器官です。しかし最近では、口本来の機能が低下してしまい、ただ単に食べものや呼吸気の通過点となってしまっている傾向があります。

この傾向は最近の若年者に多くみられ、その原因として咬み合わせの異常や、口のまわりの筋肉や腹筋などの筋力の低下が考えられます。したがって、これらを予防し健康でいるためには、乳児の頃から母乳で吸う力を鍛え、幼少期からはよく顎を使って噛んで、体を使って遊ぶことがたいせつだといえます。

◆咀しゃく筋が強くなって口が閉じられる

口呼吸には、重大な咬み合わせの問題が隠されています。常時口を開けて呼吸をしている人は、咬合治療を必要とする患者さんに多くみられます。そのような患者さんは、姿勢が猫背で、頭が前に飛び出ていて、顎がダラリと下がり口が開いています。口が開くのは、顎が細いため口の中で不足する舌のスペースを稼いでいるからです。また、顎のまわりの咀しゃく筋が脆弱なため、重力に負けるようにして下の顎がダラリとぶら下がってしまうからです。咀しゃく筋が脆弱であるということは、全身の筋肉量もそれ相応に脆弱といえます。全身の筋肉が弱いと腹筋も弱いため、一番楽な口呼吸となるのです。

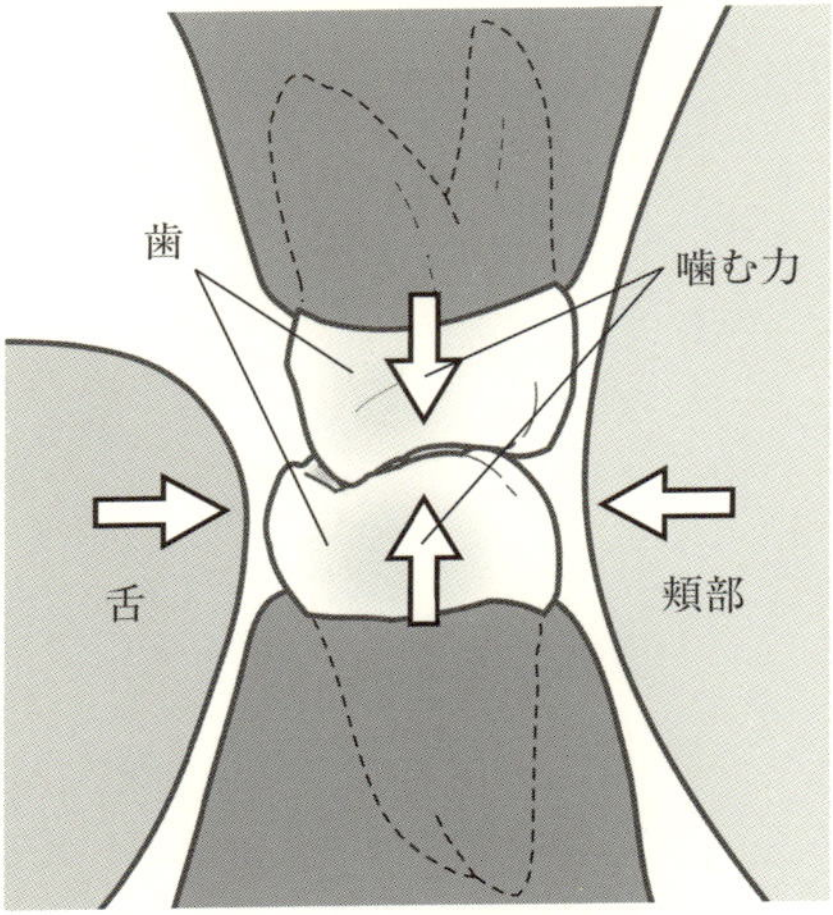

図3-4　歯列を形づくる噛む力，舌，頬のバランス

　歯列は、顎の形にも影響されますが、咬み合わせの力と、歯列の内側にある舌の運動と、歯列の外側にある頬の運動とのバランスによって形づくられます（図3-4）。きれいな歯列は、噛む力と舌と頬のバラン

【コラム4】

筋力のない人は顎を支えられない

私たちの顎は、顎の骨のまわりの筋肉や粘膜など、いろいろな組織によって支えられています。これは、たいへん重要なことです。もし支えられていないと、顎は重力によって落ちてしまいます。咀しゃく筋などの筋肉量が不足している咬合治療の患者さんのなかには、頬の張りがなくダラリとして、顎が薄い皮膚にぶら下がっているような状態の人がいます。この状態で頭を前に倒すと顎は前にダラリと落ちて、頭を右に傾ければ顎は右に落ちてきます。それは、顎が滑って移動するとかスライドするというような状態ではありません。ゆるいゴムにぶら下がった顎が、重力の方向にブラブラと動く状態です（図4-A）。

このような人は、寝ているときに顔を横に向けると、下の顎が上の歯列にぶつかって止まるか、歯列を乗り越えてしまうことさえあります。正常な筋肉量があれば、寝ているときに横に向いて噛みしめていなくても、下顎を支えるまわりの組織が顎の位置をある程度の範囲にとどめているため、

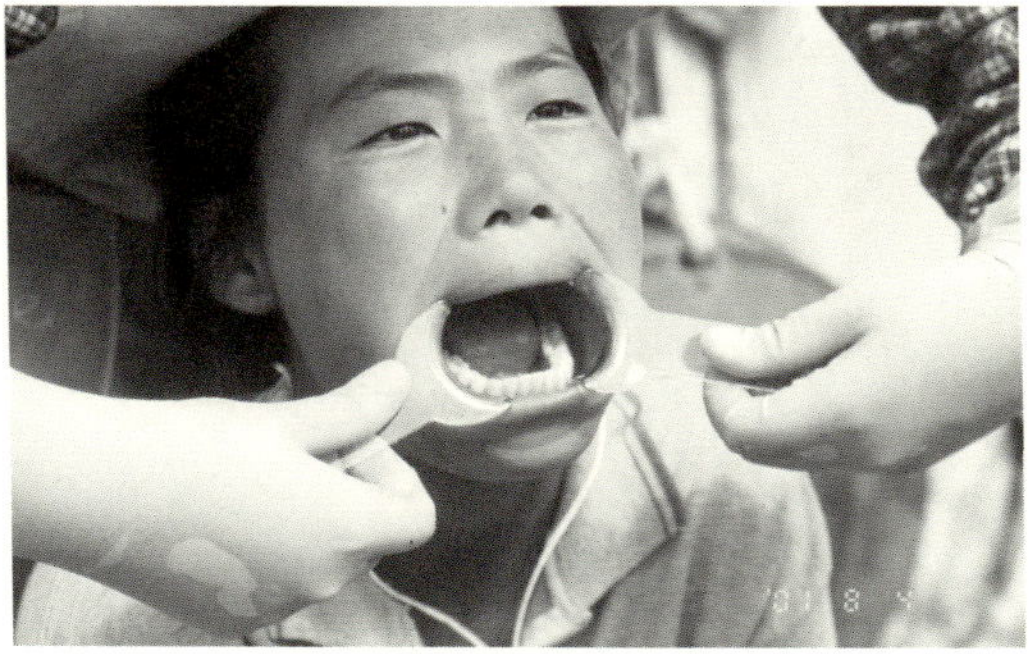

図 4-A　頬のかたいモンゴル遊牧民の女子
歯列の写真を撮るために器具をはめたところ，口のまわりの筋肉がかたく，器具が入りづらい。現代の日本人は，ゆるいゴムのように頬が伸びてしまう。

顎が大きく移動することはありません。もちろん正常な人でも、頭の傾きや位置によって、顎の位置は重力の影響を必ず受けます。

極端に顎の周囲の筋肉がない人は、頭を傾けたりすると簡単に顎が重力に負けてずれます。これでは、頭が傾くたびに下の歯が上顎の歯にあちこちぶつかって落ち着きません。実際に、左向きで寝れば左の歯の当たりが気になり、右向きで寝れば右の歯の当たりが気になると訴える患者さんもいます。そのような患者さんは、辛うじてゆるい組織でぶら下がっている下顎を、下の歯を上の歯に当てて止めているのです。もし、この当たりを除去してしまったら、まさに顎は重力に負けて落ちるように大きくずれてしまうのです。

スのよいところにできます。いつも口を開けて呼吸をしていると、舌が後方へ下がり、歯列の内側のサポートがなくなるので、歯が内側へ倒れ込んできます。こうなるとだんだん噛めなくなり、さらに顎の筋肉もやせ、歯列はもっと悪くなり、咬合治療が必要になってくるのです。

5　肥満やガン、糖尿病などの生活習慣病を予防

「よく噛んで食べれば、脳にある満腹中枢がはたらき食欲が抑えられる」ということはよく知られています。これは、よく噛むことによって食物と唾液がよく混ざり、食物中のでん

ぷんが消化酵素であるアミラーゼで分解され、早く血糖値が上がるためです。この血糖値の上昇と咀しゃく回数の増加によって、満腹中枢が栄養が足りたと判断して食欲を抑えるのです。逆に、噛まないで食べると、食物の塊が大きくて消化が悪くなり、咀しゃく回数も少ないため、満腹中枢が満たされず食べ続けてしまいます。つまり、よく噛んで食べることによって、過剰なカロリー摂取を抑え、肥満や糖尿病を予防することができるのです。

また、唾液に含まれる酵素にはペルオキシダーゼとよばれるものがあり、これが最近の研究で発ガン物質の作用を極端に抑えることがわかってきました。唾液の中に発ガン物質を三〇秒以上浸しておくと、発ガン作用が顕著に低下するそうです。噛むほどに唾液の分泌が増えますが、たとえば口の中で食べものを三〇秒間唾液に浸すとなると、ゆっくり噛んでひと噛み一秒とすれば、噛む回数は三〇回です。「ひと口三〇回噛みましょう」といわれるのは、発ガン物質の作用を抑えるためにも、有効なようです。

6　若返りホルモンで白内障を予防し、美肌を保つ

食事のときによく噛めば、たくさんの唾液が出ます。この唾液には、食べものを消化する以外に体の組織を若返らせる作用があります。それは、唾液に含まれるパロチンというホル

モンによる効果です。このパロチンは耳の下にある唾液をつくる耳下腺というところから唾液とともに出てきます。

白内障の薬には、このパロチンが使われます。白内障は眼球の水晶体というレンズの部分が濁ってくる病気で、多くは老化によって起こります。目のレンズが濁った状態では光の透過が悪くなり、ものがぼやけて見えてしまいます。パロチンには壊れた組織を修復する作用があるため、目の水晶体の濁りを抑え、白内障の進行を遅らせる効果があるのです。

また、パロチンには、骨や軟骨、筋肉などにも作用して老化を防ぐはたらきや、肌の張りを回復させ若さを保つはたらきもあります。これも、パロチンの組織修復作用によるものです。一般に手荒れといわれる進行性指掌角皮症の薬にも、このパロチンが用いられています。いってみれば、まさにパロチンは若返りホルモンなのです。

さらに、唾液の中には、パロチンとともにＥＧＦ（Epidermal Growth Factor）とよばれる上皮細胞成長因子というたんぱく質も含まれています。このＥＧＦにも、肌を若く保つ作用があります。

噛むことによって、これらの唾液内成分が豊富に分泌されれば、皮膚に作用して細胞分裂が促され、組織が修復されて、みずみずしい肌になるのです。

7　若々しく表情豊かに

美しい彫像の顔は、頬に張りがあり、目鼻立ちは左右対称で、口はほのかにつぐんで口元に安定感があります。たとえば、広隆寺の弥勒菩薩やミケランジェロのダビデ像の顔です。ダラリと質感のない頬よりも、張りのあるみずみずしい頬のほうが健康的でよい印象を与えます。歯列が左右対称でないと目鼻立ちは美しく左右対称になりませんし、口が曲がった顔は美しいとはいえません。

このような顔や表情を育むには、正しい食生活をして、よく噛むことがたいへん重要です。噛めば噛むほど、歯列（歯並び）や頬の筋肉は美しく成長します。きれいな歯列と適度な筋肉は顔の表情を豊かにします。また、噛むたびに分泌される唾液の中に含まれるパロチンや細胞成長因子など、組織を若々しく保つ物質も忘れてはなりません。

最近では美顔体操などがマスコミで取り上げられますが、何より正しい食事をよく噛むことのほうがたいせつです。噛むという一つの行為だけで、表情豊かに若々しくなれるのですから、ほんとうにありがたいことではないでしょうか。

8　むし歯や歯周病を予防――驚くべき唾液の力

（1）唾液の力でむし歯のない健康な生活

「食べるとむし歯になる」と考えている人が多いようです。たしかに、何も口にせず、飲んだり食べたりしなければ絶対むし歯にはなりません。むし歯は現代病といわれているとおり、食生活が大きく関係しています。もともと、私たちの口の中には、むし歯の発生を抑える十分なはたらきがあるのです。それをしっかりはたらかせるためには、まず噛むことです。よく噛むことによって、次のようなむし歯予防効果があります。

◆食べもののかすを洗い流す作用

まずは、食感があり、噛みごたえのあるものを食べることです。よく噛むので、唾液の分泌量が増え、食べもののかすを洗い流します。これを自浄作用といいます。口の中に食べものが入ってくると唾液の分泌量が増え、噛むことによってさらに増えます。その量は一日に一・五リットルにもなります。

ところが、粘着質の食べものや、やわらかい食べものは、歯につきやすくなるうえに、噛む回数が少なくなって唾液の分泌量が少なくなるため、自浄作用がはたらかず、むし歯になりやすくなります。とくに、スナック菓子やファーストフードは大敵です。むし歯予防でとくに効果的なのは繊維質の多い食べものです。しっかり噛まなければ飲み込めませんし、繊維質自体が噛むたびに歯に衝突してブラシのように歯の汚れを落としてくれます。やわらかい食べものは、ブラシのように汚れを落とす力もなく、逆に歯につきます。まさに、むし歯になる絶好の食べものです。よく噛み、口の中で食べものをよく回転させることが、歯の清掃になるのです。

◆菌がつくる酸を中和する作用

次に重要なのが、噛むことによって分泌が促進される唾液の作用です。むし歯は、菌がつくる酸によって歯が溶かされてなります。唾液には、この酸を中和する作用があります。緊張しているときや睡眠時は唾液の分泌が減少します。就寝前に食べると、むし歯になりやすいのはこのためです。寝る前に歯磨きをするのは有効ですが、歯の隅々まで落としきるのは至難の業です。日中でしたら、食後もある程度唾液が分泌されて機能しますが、睡眠時は唾液の分泌量が極端に落ち、また口の運動自体も止まります。したがって、歯のすき間に潜む菌が酸を産生するのには、睡眠時は都合のよい時間帯なのです。歯磨きするからと安心はできません。できるだけ就寝前に食べるのを避けることが重要です。

【コラム5】

磨いただけでむし歯や歯周病は予防できるのか

最近は、むし歯や歯周病の予防意識が高くなり、口の中を清潔で健康に保つために歯磨きがたいへん注目されています。しかし、むし歯や歯周病を予防するのは歯磨きだけではありません。歯を守るためには、最初から汚さないことと、丈夫な強い組織にすることにつきます。この二つを疎かにして、汚れたらきれいにして、壊れたら修復をするという繰り返しであれば、きりがなく手間がかかり、根本的な解決にはなりません。

たとえば、歯の表面につくプラーク（歯垢）は、歯磨きで時間をかけてがんばっても四〇～六〇％しか落とせないといわれています。とくに、歯と歯の間や、歯の深い溝などには歯ブラシの毛先が届きにくいので、歯間ブラシやデンタルフロスで取る必要があります。

研究者の間では、歯磨きは歯周病の予防にはなるが、むし歯予防にはそれほど効果がないとされています。むし歯や歯周病を予防する一番よい方法は、嗜好品はほどほどにして最初から丈夫な骨、かたい歯、健康な歯肉、正しい咬み合わせを育み、維持することです。このような条件をもち、偏食をせず規則正しい食生活をする人は、多少歯磨きがいい加減であってもむし歯にはそう簡単になりませんし、歯石が結構ついていても重度の歯周病にはなりにくいのです。

歯の健康に予防がたいせつといわれて久しいですが、実際には砂糖を控えて、歯磨きをするというくらいしか思いつかないのが現状です。ほんとうの予防とは、生活習慣のなかで、人間が本来もっている生きる力、治る力が備わった体を造ることなのです。

◆歯の表面を修復する作用

唾液には歯を直接修復する作用もあります。唾液の成分中には、歯の表面にも含まれるカルシウムイオンが含まれています。歯は菌のつくる酸や、食べもの自体の酸によって絶えず溶かされています。これを脱灰といいます。そのままでは歯がどんどんやせていくので、絶えず唾液に含まれるカルシウムイオンを取り込んで修復しています。これを再石灰化といい、ご存知の人も多いでしょう。また、唾液中のホルモンであるパロチンにも、歯の再石灰化を促進させる作用があります。それ以外にも、唾液中には微量ながらフッ素イオンも含まれていて、歯の質を強化してくれるのです。

◆抗菌作用

ほかにも唾液には、細菌の繁殖を抑えるラクトフェリンや、細菌の細胞を破壊するリゾチームという抗菌作用のある成分が含まれています。また、発ガン作用を抑える酵素ペルオキシダーゼにも抗菌作用があります。そもそも、唾液自体は唾液腺から無菌的に出てくるので、よく噛んで唾液をたくさん出すことで細菌の繁殖を抑えることにもつながります。

もちろん、よく噛んで健康な歯列と歯肉にしておくことは、歯と歯のすき間を狭くし、歯にものが挟まりにくい構造にします。よく噛むことによって正しい歯列が保たれ、何でもよく噛めてむし歯になりにくい、噛んで健康といえるいい循環になるのです。

（2）歯肉や骨を丈夫にして歯周病を防ぐ

正しい食生活と咬み合わせを維持している人は、歯周病にもなりにくい人です。歯周病は字のとおり歯のまわりの組織の病気です。歯そのものが問題になるのではなく、原因はむし歯より複雑です。しかし、この歯周病もよく噛む習慣を身につけていれば、あまり問題はありません。

歯周病は歯や歯のまわりの歯肉や骨が感染を起こして破壊され、歯が抜けていく病気です。歯周病を起こす原因菌はたしかにありますが、これを死滅させることはむずかしいのです。口の中には、常在菌という歯周病やむし歯の原因菌やその他の微生物が約三〇〇種、一〇〇〇億個以上もいます。この多くの微生物がバランスよく存在することは、口腔内が健康である証拠です。しかし、何らかの原因で特定の菌に都合のよい環境になると、急速にその菌が繁殖し悪さをします。その例がむし歯や歯周病です。この口腔内の菌のバランスを崩さないためには、食生活が非常に重要な要素になります。

◆唾液の予防効果

歯周病を防ぐ重要な要素は、まずはむし歯の項で説明したように唾液の効果です。もちろん歯磨きもたいせつですが、やはりしっかり噛んで唾液を出すことが歯周病予防にはとても効果的です。歯周病予防に効果のある唾液の役割は、次のとおりです。

①抗菌作用
②粘膜保護作用
③血液凝固作用

唾液には菌を殺したり菌の繁殖を抑えたりする作用があり、これが歯周病菌の活動を抑制します。また、唾液中の酵素の作用によって口腔内の歯周組織の炎症を抑え、ムチンとよばれる粘性たんぱく質が粘膜をおおうことで刺激から歯周組織を守る役目を果たします。そのほかにも、唾液には免疫細胞が含まれていて、出血を早く止め、傷口を早く治す効果が確認されています。

また、歯や骨を強くしたり粘膜の修復を助けたりする作用があるパロチンが、口腔内の歯周組織に有効にはたらきます。さらに、唾液中には組織修復作用のあるＥＧＦ（上皮細胞成長因子）も含まれています。このＥＧＦも、パロチンと同様に組織の傷を早く治す効果があります。昔から、傷ついたらとりあえずそこをなめたり、動物が自分で傷口をなめたりするのも、これらの効果があるためです。

◆歯列と咬み合わせの定期調整を

あまり知られていないたいせつなことに、むし歯と同様に、正しい歯列と咬み合わせが歯周病を防いでくれる、ということがあります。正しい咬み合わせでしっかり噛むと、適度な刺激が加わり骨を丈夫にします。咬み合わせのよい人は、レントゲン写真で見ても骨がしっかり明瞭に写っていて、骨密度の高さがうかがえます。このようなかたい骨に支えられた歯は、少しくらい咬み合わせが悪くてもびくともしません。もし歯周病になっても、早期に発見して適切な治療をすれば、治りも早いのです。

また、正しい歯列と咬み合わせは歯のすき間が少ないので、食べものが挟まりにくく歯茎を傷つけません。しかし、食べものが挟まってもそのまま放置しておくと、その挟まったものがゆっくり歯のすき間を押し広げていきます。歯は持続的に弱い力をかけられると動いてくるのです。歯並びを治す矯正治療もこの原理を使っています。この徐々に広がった歯と歯のすき間に直接食べものが衝突して食い込むようになると、歯を支える歯肉や骨が炎症を起こして急速に崩壊していきます。

動いて位置の変わった歯は、咬み合わせも悪化させます。前歯と奥歯には、それぞれに力を受ける得意な方向があります。前歯は噛み切ったり顎を前後左右に動かしたりするときに力を受けるのが、奥歯はほぼ垂直に強い力を受けるのが得意です。しかし、歯の位置が変わって噛む当たりが変化すると、力を受ける方向が変わるので、とたんに歯を支える骨が悲鳴をあげます。これが、悪い咬み合わせの力によって起こる外傷性咬合とよばれる状態です。外傷性咬合は、もともと咬み合わせの悪い人や、補綴物《ほてつぶつ》の設計がよくない歯の人にみられます。正しい咬み合わせを維持していれば、それほど心配はいりません。しかし、加齢とともに歯の磨耗が進んでくると、やはり咬み合わせのバランスが崩れてきます。したがって、この外傷性咬合による歯周病を防ぐためには、定期検診を受けて咬み合わせを調整し、しっかり噛むことがたいせつになります。

◆全身状態が健康であれば歯周病にはならない

歯は、再石灰化と、年齢とともに厚くなる歯の内部の象牙質とによって、むし歯に抵抗しようとします。一方、歯を支える骨や歯肉は、一定期間を経て細胞が順次入れ替わること（新陳代謝）によって、歯周病菌に抵抗し、維持しています。歯肉の細胞の入れ替わりには最短で一四日、歯を支える骨は古い骨の吸収と新しい骨の形成に一〇〇日程度の期間が必要です。

歯周病は、生活習慣病の代表的なもので、組織の生命力、抵抗力が低下すると進行します。たとえば、日常的にストレスが多く、外食が多い場合には、細胞の活性の低下と栄養の偏りによって歯周病になりやすくなります。この状態で、口腔内を不潔にしたままであったり、咬み合わせの不良で無理な力が歯に加わったりすれば、簡単に歯肉が炎症を起こし、その炎症が骨にまで及び骨が溶けてしまいます。そのため急速に歯周病になります。

一方、全身状態がよく健康な骨と丈夫な歯肉をもつ人は、かなり歯石がついて、お世辞にもきれいとはいえない口の中の状態でも、大きく骨が溶けてしまった重度の歯周病は、それほどみられないことがよくあります。治療現場でよく見かける歯周病の原因の多くは、咬み合わせ不良や栄養不良などです。歯肉や骨の組織自体に、つまり全身状態に問題があれば、少し環境が悪化するだけで容易に歯周病が引き起こされるのです。全身が健康であれば、口の中の組織だけ不健康で歯周病にだけなるということはあり得ないのです。たとえば、高度歯周病で外食の多いサラリーマンが、歯周病と食生活の改善の結果、レントゲンで見ても驚くほどよく治るケースは多いのです。したがって、歯周病の予防には、食生活を中心にした生活習慣を改善して健康な暮らしをすることが最もたいせつになるのです。

第４章

咬み合わせ不良治療の実際

1　顎のずれを治す咬合治療の実際

咬み合わせ不良と全身症状との関係や姿勢の変化については理解していただけたと思います。では、咬み合わせ不良は、どのようにして改善・治療したらよいのでしょうか。

一度乱れた咬み合わせは、ある程度であれば自分の筋力で保持し影響を最小限にすることができます。現に、骨格的にたくましく、筋肉量が十分な人は、咬み合わせ不良で顎がずれている割には症状が軽い傾向があります。しかし、筋肉量が不十分な人の場合は、そのままでは顎のずれの影響を大きく受けて、いろいろな症状が出てくるのです。

咬み合わせが悪いためにいくつかの症状がある場合は、顎のずれや症状に応じた治療法があります（表4-1）。顎のずれの程度や症状が軽い場合は、歯が当たって全体の咬み合わせの邪魔（咬合干渉）をしている部分を少し削って

表4-1　代表的な咬合治療の手順

1	咬合調整のみ
2	咬合調整→仮補綴→最終補綴
3	スプリント→仮補綴→最終補綴
4	スプリント→仮補綴→矯正治療→最終補綴
5	矯正治療→スプリント→仮補綴→最終補綴
6	仮補綴→矯正治療→最終補綴

＊生活指導やカイロプラクティックなどとの連携も重要

注）手順が進むほど，偏位の大きい症例に適応する。矯正治療を組み入れるかやその時期は，ずれの複雑さや審美的，機能的な完成度を考えて選択する。

調整する、咬合調整という方法が行われます。

しかし、顎のずれが大きく、また症状も多くて重い場合には、マウスピース状のスプリントとよばれる、顎の位置を修正する装置が使われることが多くなります。顎のずれが大きく、歯列不正が大きい場合は、矯正治療といって歯自体を動かし歯列を整える治療が必要となります。また、歯を失ったため顎の位置が安定しない場合には、インプラントとよばれる、自分の歯の代わりに骨に埋め込む人工の歯を使うこともよくあります。それでは、咬み合わせの治療の実際について解説していきます。

(1) 咬合調整──咬み合わせの邪魔を取る

咬合調整は、顎のずれがあまり大きくない場合に、顎のずれをつくってしまう早期接触(歯列全体が咬み合わさるのを邪魔するように歯が当たる咬合接触のこと)などの歯の当たりを応急的に調整する治療法です。早期接触をできるだけ取り除き、顎のずれを少なくします。また、前後や左右に顎を動かすときに、その動きを邪魔する、本来当たるべきでない奥歯の部分を削って調整します。咬合調整による治療は、なるべく被せてある補綴物《ほてつぶつ》を中心に調整していきますが、必要があれば自分の歯の当たりも調整します。

この咬合調整は、咬み合わせのずれをよく判断して調整することが重要です。たとえば、ある一点の咬み合わせの当たりを取れば、今度は違うところが当たってくることがよくあります。つまり、咬み合わせの当たりのあるところを調整すると、次はどこが当たって顎がどのように動くかを事前に予想しておくことが調整するうえで重要です。一つの咬み合わせの邪魔なところを調整すると、全体の咬み合わせの当たりが一転して変わることはよくあることです。したがって、ビリヤードのように、一つ手を加えることで全体がどのように変わるかを予想する必要があるのです。

◆親知らずが咬み合わせを悪くしている場合

親知らずが全体の咬み合わせに大きく悪い影響を与えているときに、応急的に咬合調整をすると劇的に咬み合わせがよくなることがあります。親知らずは歯列ができる最後に生えてきますが、その生えるスペースが不足していることが多いため、曲がって生えて、咬み合わせを大きくずらしていることがよくあります。親知らずは、歯列の一番奥に生えるため、曲がって生えたときの咬み合わせ全体への影響はたいへん大きいものがあります。

顎の小さい現代人は、親知らずはゆっくり生えてきて、気づかないうちに咬み合わせを少しずつ悪くします。普段は、自分の咬み合わせはこんなものだと思っていても、気づかない親知らずによる咬み合わせの邪魔が案外あるものです。その邪魔を取ると、咬み合わせがしっかり安定し、肩や首がすぐに楽になってびっくりすることがあります。しかし、歯というのは、噛んでいないと噛む相手を探すように突き出てくる性質があるので、親知らずを邪魔しないように削って咬合調整してあげても、しばらくたつとまた当たってきます。そのようなことはよくあるので、咀しゃくに関係がない機能していない親知らずは抜いたほうがよい場合が多いのです。

◆定期検診で咬合接触をチェック

自分の歯も、被せた補綴物も、長年使っていれば咬合力を受けるバランスは変わるものです。自分の歯に被せものもなく、すべて自分の歯ですごしていても、もちろん咬合力を受けるバランスは変わります。前にも説明したとおり、自分の歯でも、チョッピングタイプからグラインディングタイプとなり、その後フルバランスの咬み合わせとなるように、加齢とともに咬み合わせのタイプや咬合接触も変化してきます。

ましてや、自分の歯とかたさの違う補綴物が同じ口の中にあれば、使ううちに磨耗するスピードに差が現れ、咬み合わせが変わってくるのです。よく被せた歯からだめになる原因の一つに、咬み合わせは最初はよかったが、使ううちにまわりの自分の歯がすり減るので、かたい被せものをした歯は、外傷性咬合とよばれる咬合力の過重負担を受けてしまうということとがあります。レントゲン写真で見ると、咬合力の負担が大きすぎるために、歯を直接支える歯の周囲の骨の構造が壊される現象がみられます。これを放置しておくと、歯はだんだんグラグラしてきて、最後には抜けます。

一本も治療していない自分の歯だけの場合でも、加齢とともに歯がだんだん磨耗し、咬合力を受けるそれぞれの役割が果たせなくなると、ほかの歯が役割以外の過剰な力を受けるようになり、その力に負けてしまう歯が出てきます。たとえば、前歯は顎の横の動きをコントロールする力に強く、強く噛みしめる縦の力には弱いのです。一方、奥歯はその逆で、横の力には弱く、強く噛みしめる縦の力には強いのです。奥歯は横の力、前歯は強い力を絶えず受けるようになると、歯を支える骨は悲鳴をあげ、歯はグラグラしてしまいには抜けてしまいます。

歯を長持ちさせるには、定期検診などで咬み合わせの力を定期的に検査し、過度に力の負担を受けて負けている歯がないかチェックする必要があります。そのときに、それぞれの歯の不得意な力が加わっているようであれば、咬合調整をして力のバランスを調整するとよいのです。

（２）スプリント治療——顎を適正な位置へ誘導する

顎のずれが大きくて、さまざまな症状をともない、咬合調整だけでは解決できない人に適用するのが、スプリントによる治療です。スプリントは、プラスチックの一種でつくられたマウスピースのようなもので、患者さんの歯列の型を取ってつくります（図４-１）。歯列の型を取るときに同時に治療のためのはじめの顎の位置を決めます。そして顎を誘導し、顎のずれ具合と、その修正に対する適応度や症状の変化に応じて、咬み合わせの理想的な仮の位置を決めたのち、歯列の型から起こした患者さんの歯列模型で実際の歯の向きや歯列の形などを診査し、理想的な咬み合わせの位置と合わせて、スプリントによる最初の顎の位置を決定します。

スプリントは、歯列全体をおおい一体として効率よく咬み合わせをコントロールできるので、顎の位置を修正、誘導するのにとても効果的で

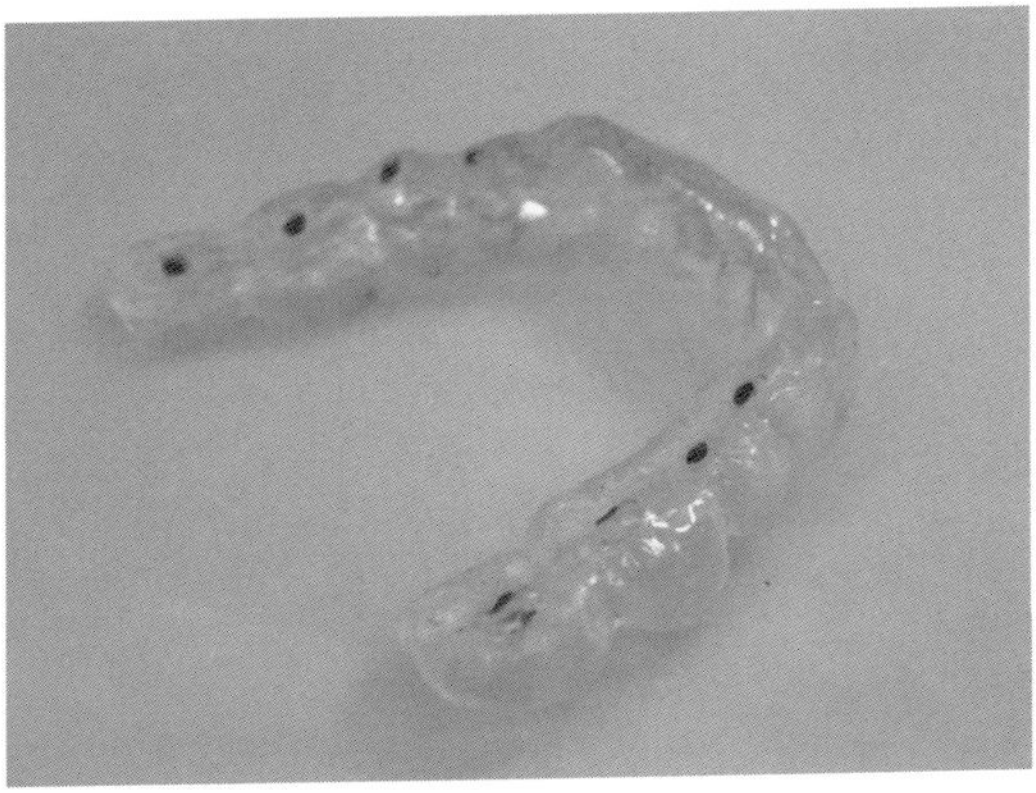

図 4-1　スプリント
症状の変化に応じ調整し，顎を効率よく誘導することができる。

す。噛むときに生じる筋肉の力を使って、顎を積極的に正しい位置に誘導するもので、日常的に装着して食事のときにも使ってもらいます（図4-2）。スプリントによって変化する症状と顎の位置を診ながら、何回かスプリントを調整します。症状と顎の位置の安定が確認できれば、スプリントの役目は終了です。

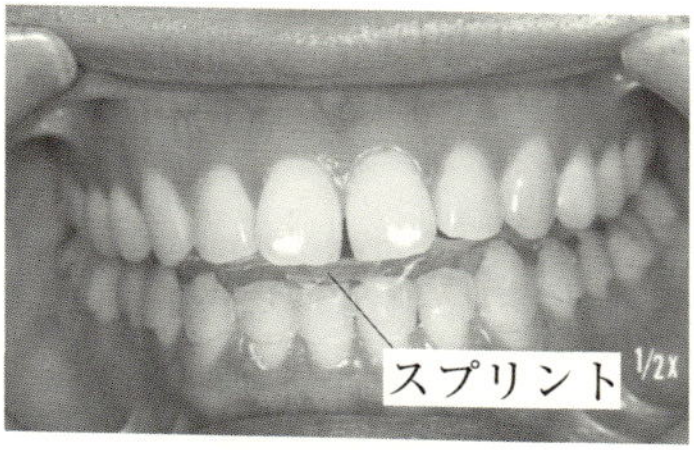

図4-2　スプリントの装着例

スプリントは、はめるだけなので、歯を削る必要はありません。また、スプリント自体がプラスチックなので、咬み合わせの悪い部分を足したり削ったりして、顎の位置や症状に応じて容易に設計を変えることができます。

たとえば、奥歯の咬み合わせをもう少し高くしたいとか、顎全体をさらに右に動かしたいといったときには、該当するスプリントの部分をその場で簡単に修正できてしまうのです。

スプリントによる治療は、咬合調整に比べ、顎を正しい位置に積極的に誘導することが可能です。また、誘導する顎の位置に対する症状や順応度合いに応じて、噛む位置を自由に変えることができる便利な方法です。

◆体のゆがみを取りながらの治療が効率的

スプリントによって顎を適正な位置に誘導していくと、全身のゆがみが取れていきますが、カイロプラクティックや整体と連携すると、さらに効率よく症状が改善することがあります。脊椎や骨盤のゆがみを取りながら、スプリントで顎を適正な位置に誘導して重心を整えていくのは非常に有効です。とくに、体のゆがみが大きくて、手足のしびれや冷え性などの症状がある人に有効です。

咬み合わせがずれていれば頭が傾き姿勢が悪くなって体の重心がずれてくるので、咬み合わせの不良をそのままにして、整体などで体のゆがみを治しても、少したてば症状や姿勢がもとに戻ってしまうということがよくあります。そこで、カイロプラクティックや整体で体のゆがみを治療して、そのあとで顎の位置の補正をするというように、一つのセットとしてこれを繰り返すことで症状が効率よく改善します。

整体院などで治療してもらわなくても、自分で運動したりストレッチをしたりして効率的に体のゆがみを取ることができますので、スプリントで治療するときには、積極的に対処してほしいものです。

◆仮の補綴物から最終補綴物へ

スプリントによる治療で顎の位置が安定し症状が改善したあとは、そのままスプリントをずっと使い続けるわけにはいきません。スプリントを外したときに、スプリントで誘導した適正な顎の位置で、自分の歯で直接噛めるようにしなければなりません。

その方法は、歯の上に仮の補綴物を装着して、最終的な咬み合わせを確認したうえで、丈夫な最終補綴物と交換して咬み合わせを安定させていきます。

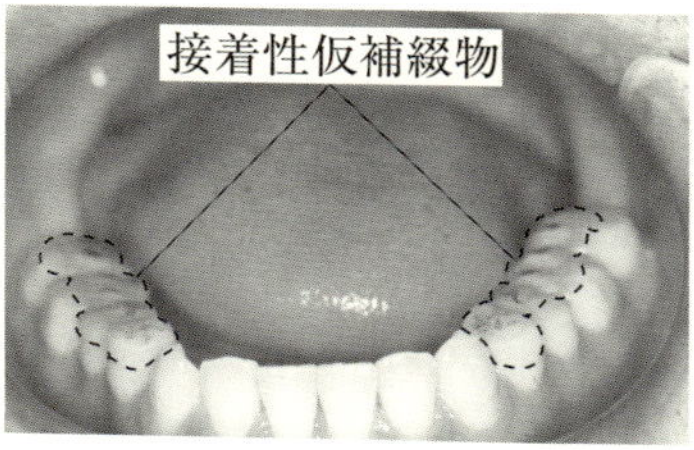

図 4-3　接着性仮補綴物の例
歯の上に仮の補綴物（プラスチックなどの材料）を接着し，最終的な咬み合わせを確認する。仮の補綴物は役目が終わったら，丈夫な最終補綴物と交換し，咬み合わせを安定させる。

補綴物が装着されている歯であれば、換える必要のある補綴物を外し、代わりにレジンとよばれるプラスチック様の仮の補綴物を接着して最終的な咬み合わせを確認します。補綴物は装着されていないが顎の安定のために当たる必要がある歯であれば、咬み合わせに足りない部分に下駄を履かせるようにレジン製の仮歯を接着して（図4-3）、最終的な咬み合わせを確認します。

このレジン製の仮歯は、ある程度の耐久性はありますが、長期間使用していると磨耗したり割れたりしてしまいます。そこで、仮の補綴物で最後の咬み合わせの設計を確認したのち、金属製や陶製の最終的な補綴物へと移行させ咬合治療を終了します。

【コラム6】

咬合紙で診断できない弱い咬み合わせ

歯科医院で、色のつくセロハン紙のようなものを口の中に入れられて、医師から「噛んでみて」といわれたことがある人は多いことでしょう。この紙のようなものは咬合紙といって、咬み合わせの当たりを診るものです。咬み合わせがしっかりした人は、この咬合紙を噛んだだけで、奥歯を横に動かして噛み切るような動作をしなくても、咬合紙にたくさんの穴が開き、歯には噛んで当たったところにしるしがつきます(図6-A)。しかし、噛む力が衰えている人は、噛んでいても、少し引っ張ると咬合紙がスルスルと抜けてくることがよくあります。噛み跡も咬合紙にはっきり残らないので、どこで噛んでいるかわかりにくく、治療がほ

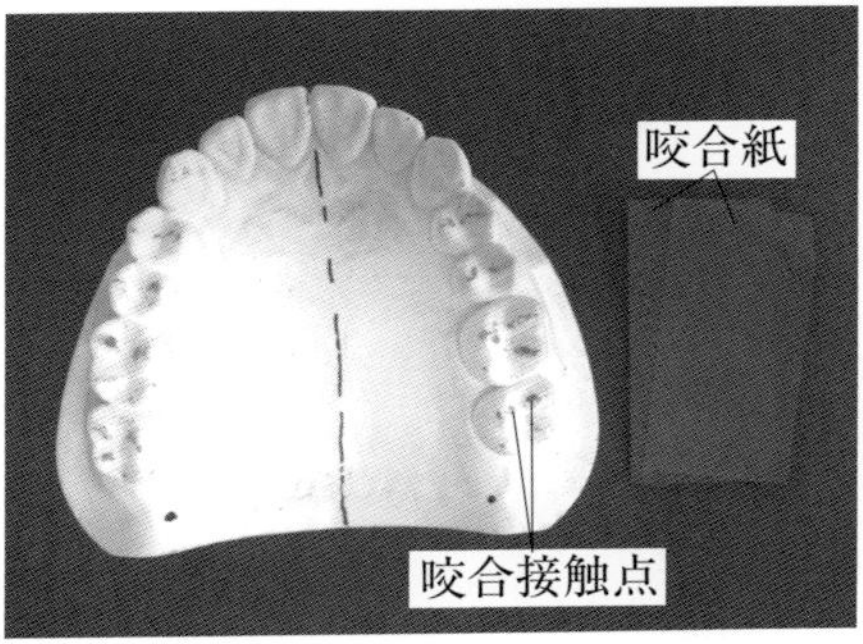

図6–A　咬合接触点と咬合紙
色のついたしるしが歯につく紙（咬合紙）を噛んでもらうと，実際に噛んで当たる歯の部分に色がつき，咬み合わせが診査できる。

んとうにたいへんです。

咬み合わせを誘導（修正）するにも、咬み合わせの現状を評価（診断）してからでないとできません。事前に歯型の模型を取って、咬み合わせを評価することはある程度できます。しかし、咬み合わせの誘導には、リアルタイムで患者さんの咬み合わせの変化を評価しながら調整する必要があります。ですから、噛む力が弱すぎて、噛んでいるところが咬合紙によって歯にしるしがはっきりつかないのは、ほんとうに困るのです。

咬み合わせが悪い場合、咬合紙の色が残ったところを見て治療していけばよいわけです。しかし、噛む力が弱い患者さんは、顎を安定させる力も弱いため、邪魔な当たりの歯がわずかに触れるか触れないうちに、その当たりから逃げるように顎をずらしてしまうのです。したがって、歯は咬み合わされないため、歯や咬合紙にその跡ははっきり残らず、治療をするところがわかりません。ほんとうにのれんに腕押しのような状態で、フカフカと綿菓子を食べているような印象さえ受けるのです。

咬合治療の一つの方法として、咀しゃく筋の力を利用して顎の誘導を行います。顎関節と歯列がバラバラな関係にあり、噛むたびに顎がずれている状態では、一度咬み合わせをリセットして、スプリントなどで顎の位置を再構成し、噛む力を利用して咬み合わせを誘導しなければなりません。しかし、このように極端に噛む力が不足している場合は、治療に非常に時間を必要とします。少しでも邪魔な咬合接触があるとすぐに顎が逃げてしまうため、咬み合わせを評価しにくいからです。また、邪魔な咬合接触を正確に除去しても、自分で顎を正しい位置まで動かして噛み込む筋力に乏しいため、治療効果が出るのに時間がかかってしまうのです。

(3) 矯正治療——大きい顎のずれを改善する

矯正治療とは、小中学生がよく歯の表面に装置とワイヤーを取りつけて歯並びを整えていますが、その治療のことです。歯列の上下のギャップが大きい場合には、必要とする歯の補綴物が大きくなりすぎるため、歯を移動させて上下の歯列の差を最小限にする治療が必要になります。たとえば、スプリントで咬合治療を終了した時点で、どうしても上下の歯の位置が離れすぎている場合は、歯を積極的に寄せて噛ませる矯正治療が必要になります。また、本来下の歯より外側にあるべき上の歯が内側に生えて、顎の動きを邪魔している例も該当します。

咬合治療に矯正治療を組み入れるかどうかは、スプリントによる咬合治療を開始するときに治療のゴールを予想して決めます。そして、咬合治療を行いながら矯正治療の必要性を再評価して、矯正治療を行う場合の治療目標を決定します。すべて補綴物によって咬合をある程度仕上げることができる症例でも、矯正治療を併用することによって最終的な顎の安定度が増し歯への負担が減って、治療の完成度がぐっと上がることがあります。

矯正治療は、歯列の乱れが大きく、補綴物だけでは治療できない顎のずれが大きい患者さんには必要な治療の一つです。また、咬合治療による咬み合わせの完成度を高めるすぐれた

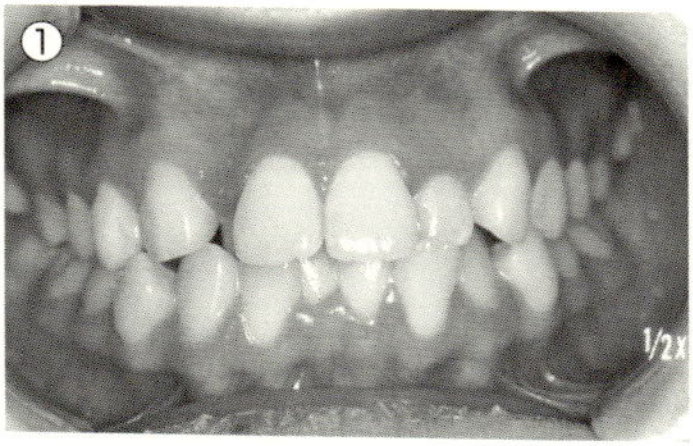

①治療前：初診時には開口障害，肩こり，疲れやすいなどのさまざまな症状を訴えていた。

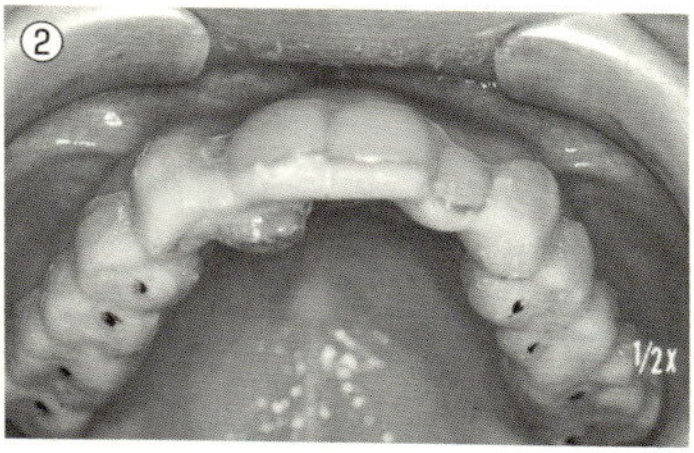

②スプリントによる顎の位置の改善

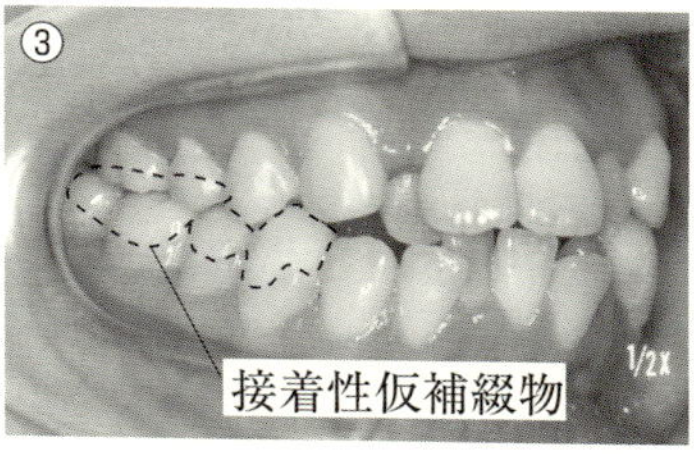

③仮補綴物装着：顎の位置と症状が改善し，接着性の仮補綴物で顎の位置を決めて，歯列矯正へと進む。

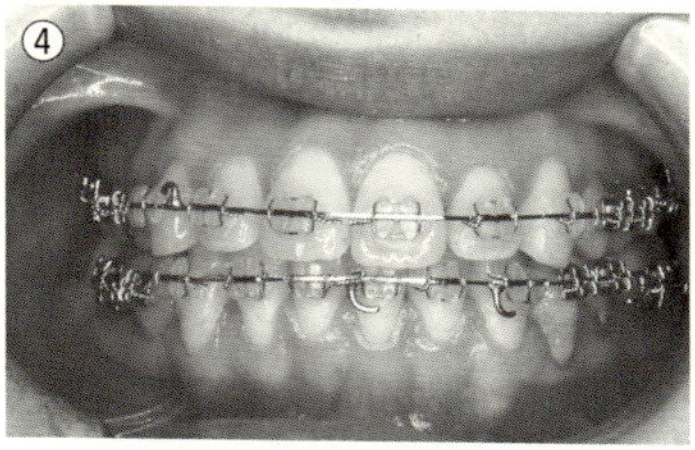

④矯正治療：矯正治療によってスプリントで誘導した顎の位置に歯を並べる。

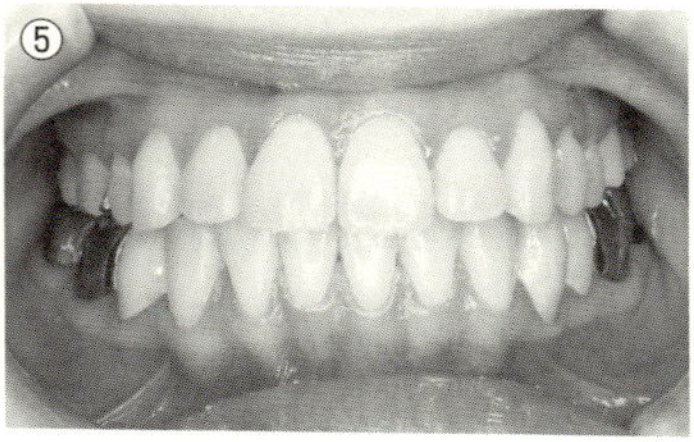

⑤治療終了：顎の位置と歯列が整い最終補綴が入った状態。初診時の症状がなくなり安定した理想的な咬合。

図 4-4　スプリントと矯正治療を併用した治療例

治療方法なのです（図4-4）。

(4) インプラント治療──強力に顎のずれを補正する

咬合治療では、インプラントもたいへん強力な味方になります。インプラント治療とは、失った自分の歯の代わりに顎の骨の中に人工の歯を埋め込む治療です。インプラントとは、骨に埋め込む歯の根（人工歯根）に相当するところを指します。

このインプラントは直接骨に結合するので、入れ歯のように外れることもなく、非常に強力に噛むことができる点で、入れ歯に比べてたいへんすぐれています。とくに、奥歯を失い咬み合わせが低くなるような場合は、入れ歯ではなかなか出せない強い力で咬み合わせを支えることができるので、顎を適正な位置に効率よく誘導することができます（図4-5）。

インプラントは、このように入れ歯に比べしっかり噛めるようになるだけでなく、強力に顎の補正を行えるため、奥歯を失い咬み合わせが低く顎関節の痛みが従来ではなかなか改善できなかった人でも、顎関節の症状が改善されます。

この強い力に耐えるインプラントを利用して、矯正治療より効率的に歯を動かすことも可能です。矯正でインプラントを利用する場合、大きく分けて二つの方法があります。一つは歯のないところに植えたインプラントに力をかけて歯を動かす方法です。もう一つは、矯正

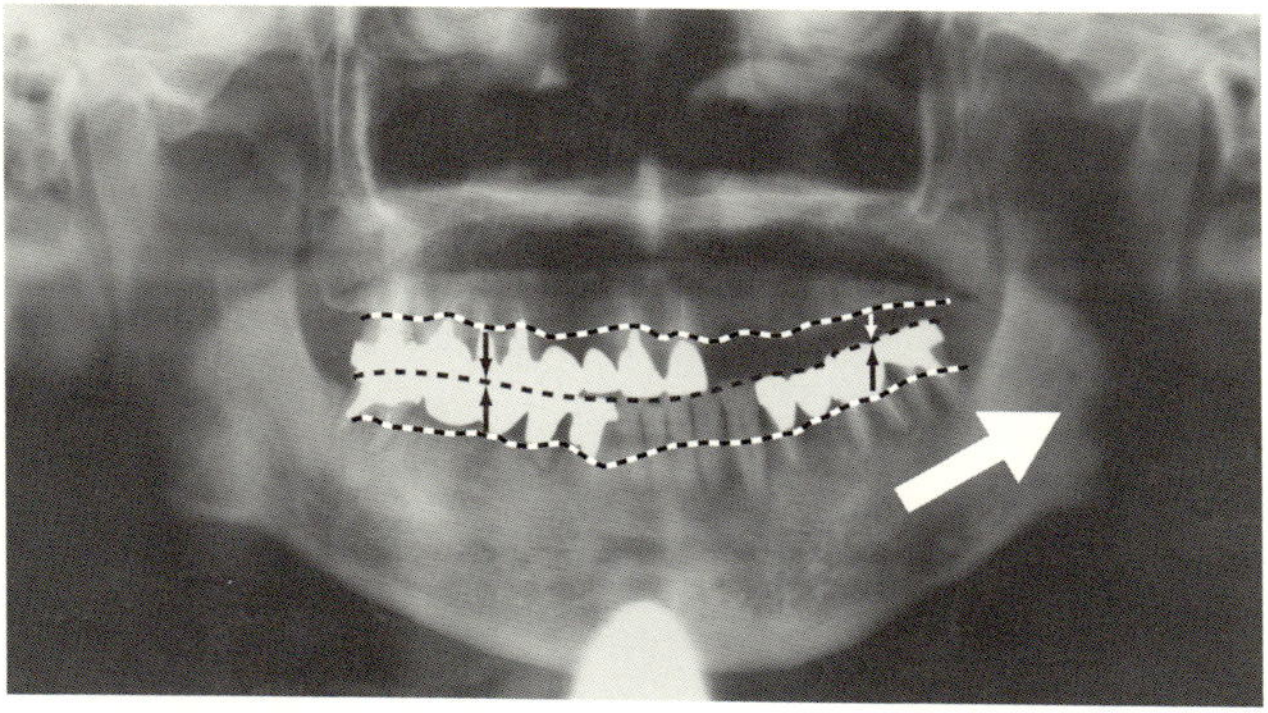

①治療前：歯周病によって左上の多くの歯を失ったため，入れ歯を使っていたがよく噛めず，咬み合わせが低くなっている。また，顎が大きく後退し，腰痛がひどかった。

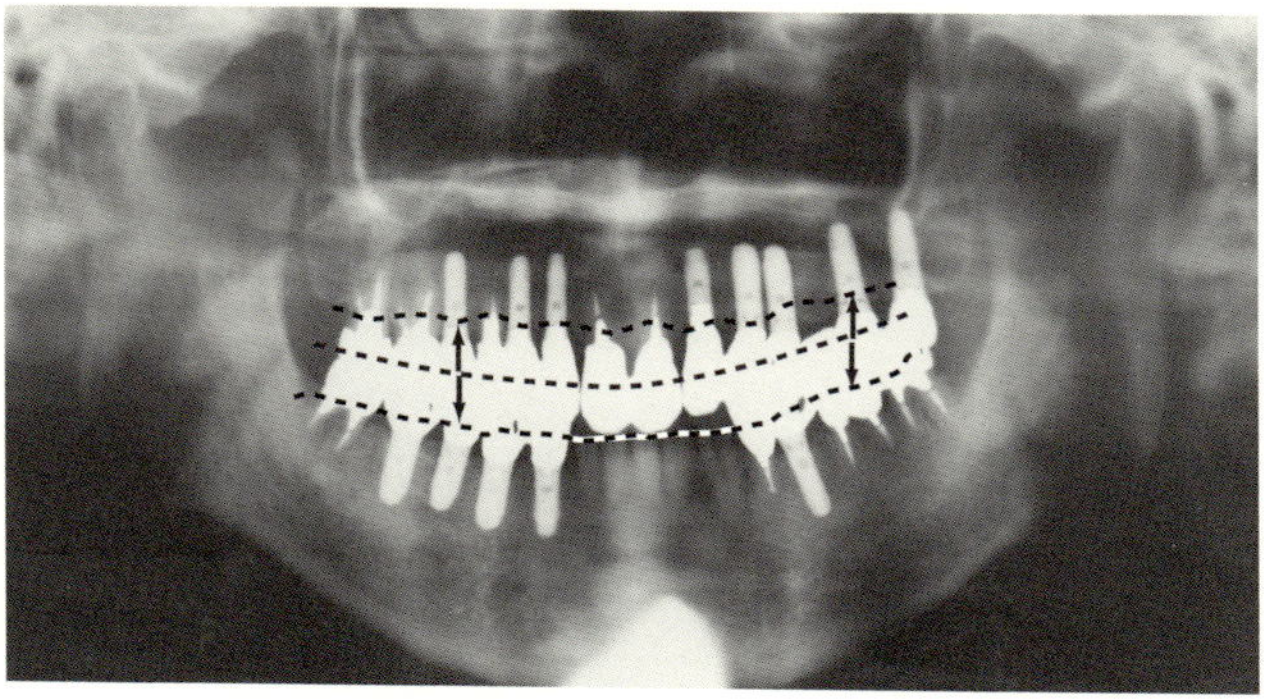

②治療後：失った歯の部分はインプラント（人工歯根）によって，咬み合わせを整え回復した。咬み合わせがしっかりし，低く後退した顎の位置も改善した。そのため何でも噛めるようになり，腰痛もなくなった。

図 4-5　インプラント治療の例（レントゲン写真）

を行うためだけに構造の違う簡易のインプラント（図4-6②）を用いる方法で、矯正して歯を動かし終わったら撤去します。

歯列のずれがとくに大きく、大幅に矯正しなくてはならないケースでは、従来の方法ではなかなか時間のかかる歯の移動が、このようなインプラントを使って矯正を行うことによって治療期間が短縮できます。咬合治療を受けるなかで大きく歯列を改善しなければならない患者さんにとっては、たいへん効果的な方法なのです。

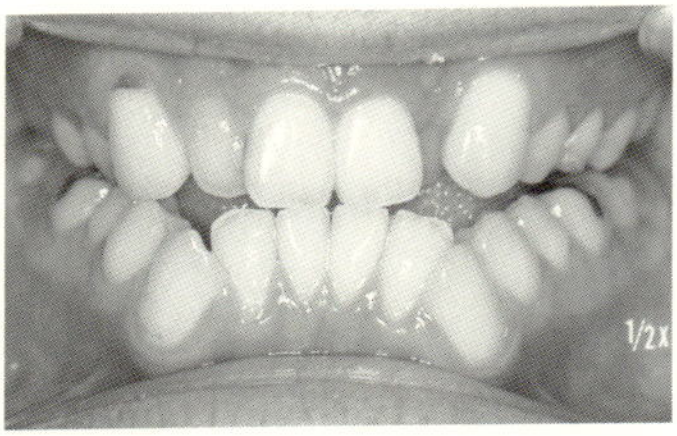

①治療前：まったく歯が咬み合わず，顎の痛みや後頭部の痛み，首こり，集中力低下を訴えていた。

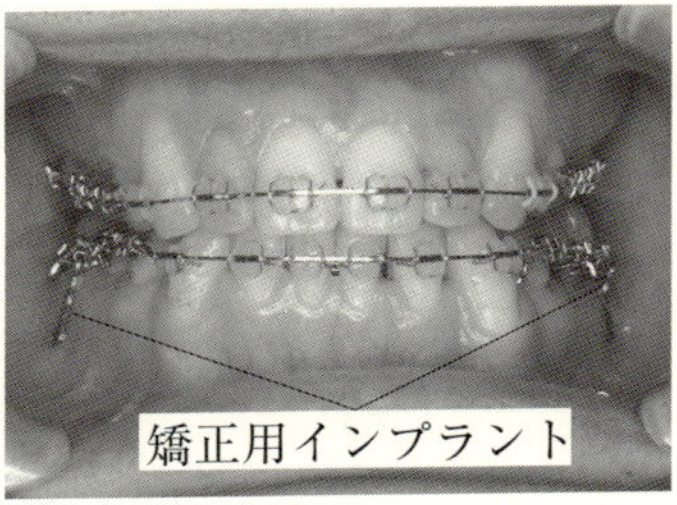

②矯正中：歯列不正と顎のずれが大きいため，スプリントによる顎の位置と症状の改善後，歯列とは別のところに矯正用のインプラントを植え，従来より効率的に咬み合わせと歯列を改善できた。

図4-6　インプラントを用いた矯正の例

◆咬み合わせと不定愁訴を関係づけたインプラント

咬み合わせの治療は、長い間、紆余曲折を重ねてきました。民間療法的な域を出ず、咬み合わせが悪く全身の不定愁訴を訴える患者さんは、なかなか理解してもらえませんでした。アメリカの歯科界でも、最近まで全身と咬み合わせは関係がないといわれていました。しかし、インプラントという自分の歯と同じような力で噛める治療が普及するにつれて、少しずつ状況が変化してきました。

少し前までは、インプラント歯科治療の議論の中心は、インプラントをいかに失敗なく骨に植えるかということでしたが、今やインプラントを使っていかにバランスよく噛ませるかということに変わってきています。それによって、現在は咬合という分野が最も歯科医師の間で注目されています。

インプラント自体には神経は通っていませんが、インプラントを支える骨には力に対する感覚があります。失った歯の代わりにインプラントで積極的に噛むことによって、咀しゃく筋の活動が活発になり、脳にも刺激が伝わり、脳への血流も改善します。もちろん、咬み合わせを改善したことによって、顔貌が変わり姿勢が変わるということも明らかになってきました。

2　典型的な咬み合わせ不良の症状と治療

咬み合わせが悪いと顎がずれて、全身にさまざまな症状が生じることは、これまで述べてきたとおりです。ここでは、咬み合わせと顎の運動に着目し、代表的な咬み合わせ不良と症状をおさらいし、治療法を簡単に解説します。

（1）咬合干渉――肩こり・首こりの原因に

咬み合わせの力は予想以上に強く、少し歯を当てているつもりでも簡単に五～六キログラムの力が出ます。下顎を動かすときには、基本的に前歯の犬歯が中心になって顎を誘導します。しかし、下顎を前後や左右に動かすときに上下の前歯や犬歯が当たらないで奥歯が当たってしまうと、顎を動かす力が必要以上に強くなるので、首筋や肩が緊張してこります。これを咬合干渉とよび、咬み合わせの調整のときにはこの悪い当たりを徹底的に取り除きます。それによって、前歯や犬歯が顎の運動を誘導できるようになり、顎を動かすのに無理な力が必要なくなるので、首筋や肩が楽になるのです。

（2）前歯の強い当たり――頭痛の原因に

まっすぐ咬み合わせるときの力を受けるのは主に奥歯ですが、咬み合わせが低い場合や前歯に厚みのある補綴物が入っている場合は、噛むたびに上の前歯に突き上げるような力が加わってしまいます。そうなると、前歯は力に対して敏感なので、口のまわりの筋肉が緊張した状態になります。その緊張が連続すると、頭痛の原因になります。また、前歯が必要以上に当たれば噛み心地も悪いので、下顎を少しうしろに下げて噛むようになってしまいます。それによっても後頭部の筋肉に緊張状態が強いられるため、首や肩がこり頭痛の原因になります。

上の前歯が下から強く突き上げるように当たっている場合は、その力を取ってあげるように咬合調整をすれば、噛むたびに頭に響く感じがなくなり、頭がすっと軽くなります。

(3) 奥歯を失う――腰痛の原因に

奥歯が失われることは、顎を支える場所が失われることになります。歯を噛みしめたときに、顎の位置や高さを決定するのは奥歯だからです。奥歯を失うと、多くの場合、噛むたびに下顎がうしろ上方向に引っ張られて後退し、咬み合わせが低くなってしまいます。この顎が低くうしろにずれた状態では顎の重心が変わり、自ずと頭の位置や姿勢も崩れます。

具体的には、顎がうしろにいくと首が詰まって苦しくなるので、それを楽にするために頭を前に突き出す姿勢になってきます。それによって背骨が曲がって猫背の状態になり、腰が曲がります。わかりやすくいえば、歯を失ったおばあちゃんが腰を曲げて杖をついたような姿勢になりやすいのです。

そこで、失った奥歯をインプラントなどで補い、積極的に顎の高さと位置を回復すれば、顎の重心が正常に戻るので、頭を無理に突き出す必要がなくなり、猫背の姿勢が改善します。奥歯を失って治療している患者さんで、腰痛があっても治療当初は訴えなかった人が、失った奥歯の咬み合わせがインプラントで改善されると、「当たり前だと思っていた腰痛が楽になった」と報告してくれることがよくあります。

（４）被せもの（補綴物）、親知らずによる不具合——不定愁訴の原因に

◆被せもの

咬み合わせが少し悪いだけでも、全身にさまざまな影響を及ぼします。その原因の一つに顎の構造があります。下顎は、右の顎関節から骨と歯列を通じて左の顎関節までが一体となって動きます。下顎は一体となって、前後左右に動いたり、食べものを噛み切ったりすりつぶしたりするなどの複雑な運動をしなければなりません。したがって、顎の一部分が悪くなると、顎全体の動きのバランスが乱れ、顎関節や咀しゃく筋に負担が生じ、全身の症状を引き起こします。

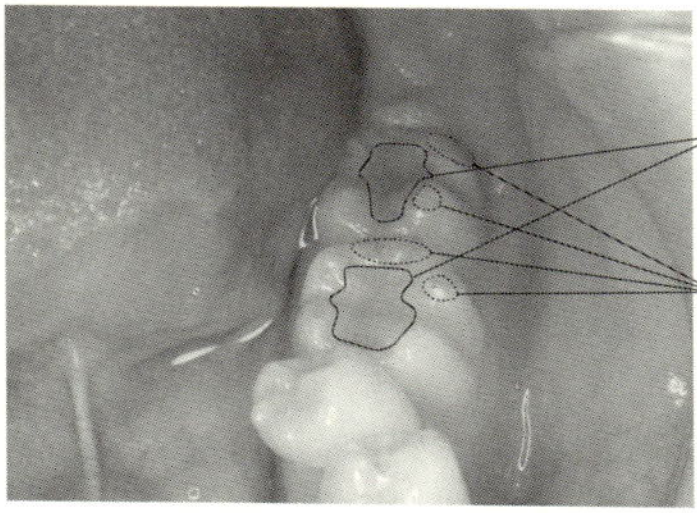

図 4-7　詰めものの磨耗で咬み合わせが不良になった大臼歯の例
むし歯治療後に詰めたものが磨耗し，歯の端しか当たっていないため，その部分の歯が欠ける可能性が大きい。また，咬み合わせが悪化する原因にもなる。

最近、奥歯の咬み合わせの面がむし歯になると、レジンとよばれる白い詰めもの（補綴物）を入れるケースがよくみられます。このレジンが徐々に咬み合わせを悪化させ、さまざまな症状を起こしています。レジンは自分の歯より磨耗が早いので、咬み合わせが徐々に低くなり、次第に奥歯の端の部分だけで噛むようになってしまいます（図4-7）。そうなると、そこではよく噛めなくなり、よく噛める側の片噛みになるため、顎の位置がずれ顎関節に症状が出たりします。

レジンを詰めた奥歯は次第に磨耗し、全体の噛む力のバランスを崩してしまい、一か所の咬み合わせの不調和が次第に全身の不定愁訴の原因になります。やはり奥歯の治療については、咬み合わせを含めた機能上の観点から、現在のところよく調整された金属製の補綴物が一番長期的に安定した威力を発揮します。

◆親知らず

親知らずも、咬み合わせを狂わす原因になります。親知らずは、咬合がある程度完成されてからも少しずつ生えてきます。しかし、近年は顎が細くなる傾向があるので、あとから生えてくる親知らずのスペースが歯列上にありません。その結果、親知らずは手前の歯を不必要に押して歯列を乱します。また、横に曲がって生えたり斜めに生えたりして、咬み合わせを狂わせ、顎をずらしてしまうことがよくあります。

親知らずは、ほかの歯に当たっていなくても、まわりの歯肉や頬に当たってしまうので、それを避けるために知らず知らずのうちに顎をずらして噛んでいることもよくあります。そこで、斜めに生えて歯肉や頬の内側に当たっている親知らずを抜くと、顎が正常な位置に戻るので、顎が軽くなった感じがすると多くの人にいわれます。

歯列に一か所だけでも咬み合わせを乱す部分があって、それをそのままにしておくと、そのずれた位置で咬み合わせが安定するようになり、歯の一つひとつもそれに合わせるようにずれてきます。こうなってしまっては、はじめのずれの原因となった部分を治しても、咬み合わせはもうもとには戻りません。全体がずれてしまっているため、咬み合わせ全体を修正しなければならないのです。ほんの一か所が悪いだけで、徐々に全体の咬み合わせが狂うのです。一生自分の歯で噛むためには、早めに確実に手入れすることが必要です。

3 顎関節だけ見ていては治らない顎偏位症

(1) 咬み合わせ不良が原因の顎偏位症

顎関節症とは、その名のとおり顎の関節の異常を指します。むし歯、歯周病、顎関節症は歯科の三大疾患とよばれています。顎関節症の主な症状は口を開けると顎が鳴る、痛い、口が開かないなどです。これらは、主に関節の状態や咀しゃく筋の症状から、Ⅰ～Ⅳ型に分類され治療が行われています。それ以外に、顎関節の症状を含めてより広範囲に症状を訴えたり、精神症状のようなものを訴えたりする場合は、Ⅴ型として別に分類されています。

第1章で述べたとおり、現代の顎関節症と診断されるケースは、顎関節自体に原因があるというよりも、咬み合わせ不良による顎のずれに原因があることのほうが多くなりました。したがって、最近多くみられる顎関節の違和感に咬み合わせ異常やさまざまな不定愁訴をともなうものは、顎関節症という病名では見誤ってしまうのです。時代とともに生活習慣や環境が変われば、新しい病気の形が出現します。現在、このような病気に関しては正式には顎関節症と顎変形症という病名くらいしかありませんが、病状の本質的な原因を見誤らないように、一部の学会や臨床歯科医師の間では、顎偏位症あるいは咬合関連症候群といった名称でとらえようとしています。

さまざまな不定愁訴をともなう顎偏位症は、顎関節だけに注目しても改善されません。まさに「木を見て森を見ず」ではないでしょうか。

（2）顎の位置や運動を全身に関連させてとらえる

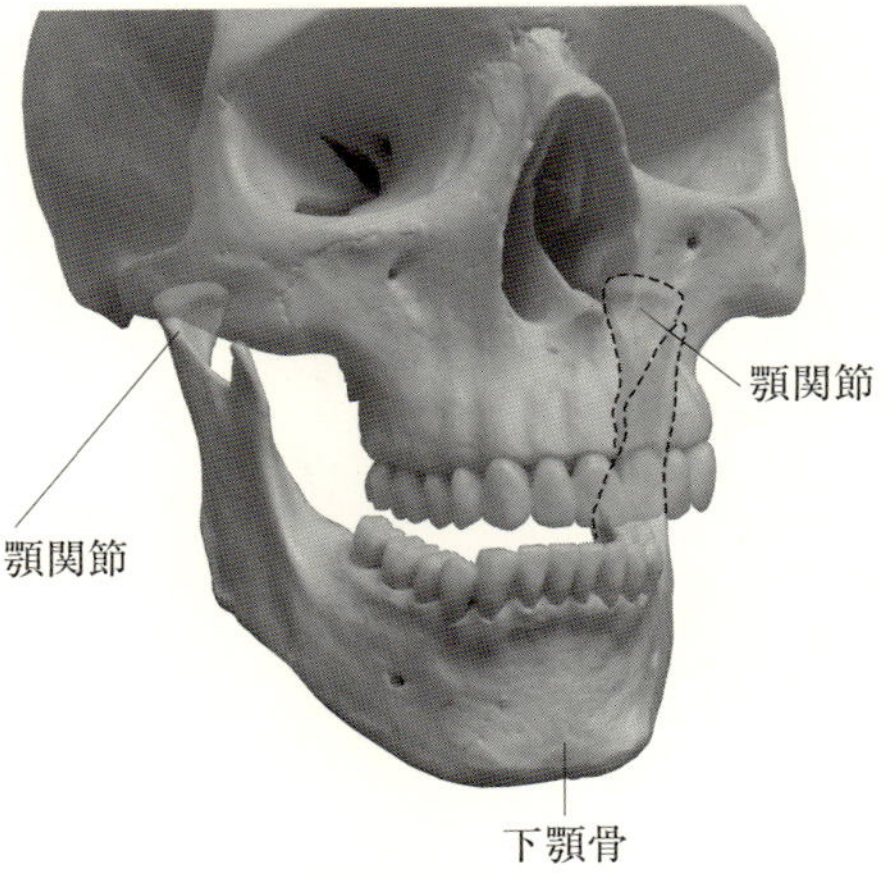

図4-8　下顎と顎関節
下顎と顎関節は一体となって動く。咬み合わせが悪いと下顎がずれて動くので咀しゃく筋や顎関節に無理が生じる。

左右の顎関節は、一つの下顎骨とよばれる顎の骨の両端に位置しています（図4-8）。つまり、左右つながっているのです。この関節は、さまざまな顎の運動に際し、一つの骨についた二つの関節が協調しながら運動する、ほかの体の部分にはないおもしろい関節です。また、関節と関節の間には歯があり、これが関節の運動を決める重要な要素になっている点でも、ほかの関節と違います。関節が安定する位置は歯が決めているのです。それが咬み合わせです。

つまり、顎が動くときは顎関節だけが運動しているのではありません。咬み合わせを診査するときには、左右の関節の動き、「おとがい」とよばれる顎の先の動き、歯が噛み込むときの顎の動きなど、顎全体の運動をよく診る必要があります。関節自体にも動きたい方向や安定したい位置があります。それが、歯がしっかり噛み込んだときの顎の位置や、顎を横に動かしたときの位置などと調和しているか、咀しゃく筋などの顎の筋肉に無理を強いていないかなどと、複合的に顎の動きを把握する必要があります。それによって、どこに咬み合わせのずれや顎関節の症状、全身の症状などの原因があるのかを診る必要があります。

顎関節症という名の下で顎の病気をとらえると、どうしても本来診なければならない全身に対する顎の位置や、顎の一体化した運動を見失ってしまうことがあるのです。ですから、顎関節に直接処置をしても一時的には治ることがありますが、その処置が咬み合わせと顎関節の調和がとれないまま、頭や全身に対して間違ったところで顎を安定させていれば、いずれはその解決されていない咬み合わせのひずみによって、顎の症状が再び出てしまうのです。

第5章

咬み合わせ不良の予防は食生活の改善から

1　噛めば味の出る食材を選んでよく噛もう

(1)減少する噛む回数と弱くなった噛む力

食べものを口に運んで飲み込むまでには、味わいながら、歯で噛んで細かく砕いて飲み込みやすくするという過程があります。それが咀しゃくです。軟食化が進んだ現代では、咀しゃくする回数(噛む回数)が減ってきています。もっとも、一回の食事で噛む回数は時代によって減ってきています。稲作が普及し始めた弥生時代には約四〇〇〇回、江戸時代になると約一五〇〇回、第二次大戦前頃で約一四〇〇回、高度経済成長後は急速に噛む回数が減り、現在では六〇〇回といわれています。食事の内容によってはこれよりもっと少なく、実際には三〇〇回くらいということもあります。忙しい現代社会においては、そんなにゆっくりと食事をしてはいられないという事情もあります。

食べもの一〇グラム当たりの噛む回数は、古代人も食べていたと思われる「イワシの丸干し」で一九四回、クルミで一〇八回くらいです。一方、現代の食卓で子どもが好きな「カレーライス」で二三回、「ハンバーグ」で三六回と、極端に噛む回数が少ないのです。また、同じご飯でも、普通の「白米」で四一回に対して、「玄米」では五五回と回数が多くなり、「納豆ご飯」では二三回と逆に少なくなります。ご飯の内容でも、噛む回数にかなりの差があるものです（『料理別咀嚼回数ガイド』風人社）。

一回当たりの噛む力に関しても、測定すると違いがみられます。たとえば、「イワシの丸干し」は二〇キログラム、「きんぴらごぼう」は一〇キログラムくらい必要とします。それに比べて、「ハンバーグ」は二キログラム、「ラーメン」は一キログラムくらいしか必要としません。

（2）調理するようになって増えた脳の容積

私たち人間にとって、古代より食べることが生きることでした。はじめは木の実や小動物を食べ、火を扱うようになってから焼いたり煮たりする原始的な調理ができるようになりました。それによって、食べものをずっとやわらかくできるようになりました。

かたいものを噛むには強力な筋肉が必要です。猿人はその骨格から、側頭筋をはじめとする咀しゃく筋が強力であったと考えられています。しかし、火を使って食べものがやわらかくなると、ぐっと顎の負担が減りました。それによって、大きな咀しゃく筋は不要になり、頭のまわりの筋肉量を減らすことができるようになりました。また、食べものがやわらかくなったため、はじめて人類にむし歯が出現したといわれています。

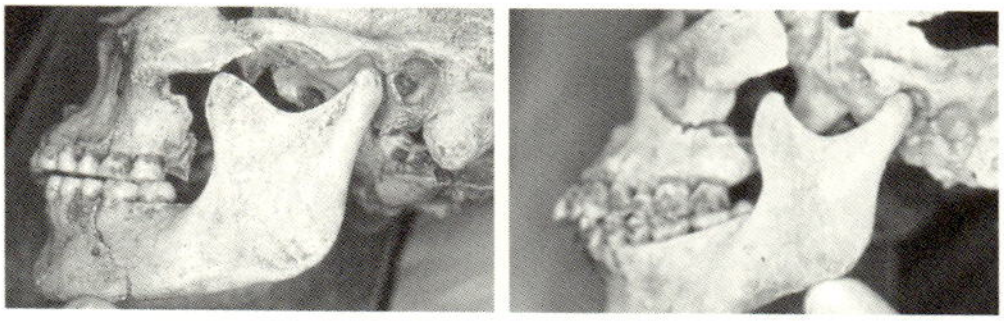

図 5-1　弥生人（左）と江戸の町人と思われる顎の骨

江戸時代の人は，弥生人に比べ明らかに下顎角が大きく顎が細い。また，江戸時代の人の歯には黒く鉄漿がみられ，文化的な生活を想像させる。

火を使い、道具を使うようになって、人類の脳は飛躍的に進化しました。それは、調理によって食べものがやわらかくなることで頭の周囲の筋肉量が減り、それにともない脳の容積を増やすことができるようになったからだともいわれています。加えて調理によって栄養の吸収なども改善されたため、大量のエネルギーを必要とする脳を長い時間をかけて発達させたとも考えられています。

(3) 細くなった顎

人間の顎も、長い時間をかけて少しずつ形を変えてきましたが、近年急速に変化しています。弥生時代と江戸時代を比べても、江戸時代のほうが明らかに食べものの種類が豊富になり、食べやすくもなっています。それによって噛む回数も四〇〇〇回から一五〇〇回へと激減しています。実際に、発掘されたそれぞれの年代の顎の骨を見ると、江戸時代の顎の骨は弥生時代のものに比べ明らかに現代人に近く、細いのです（図5-1）。顎の骨の形は噛む回数にたいへん影響されます。顎の細い現代人の噛む回数は、場合によっては弥生時代の人の一〇分の一くらいになってしまっているのです。

（4）和食を小分けにしてよく噛もう

顎に対する刺激の強さは、噛む力と回数によります。当然、かたいものは大きな力で回数を多く噛む必要がありますが、やわらかいものは少しの力で回数も少なくてすんでしまいます。「食事のときは、かたいものを選んで食べ、よく噛みましょう」といわれると、スルメをあげる人が多いようです。スルメもよいですが、よく噛めば味の出る食材を選んで、噛む回数を増やすようにするのがよいでしょう。また、ひと口分の量を多くせず小分けにして食べるなど、自然に噛む回数が増えるような工夫も必要です。

それには、総じて噛む回数が多い和食が適しています（図5-2）。

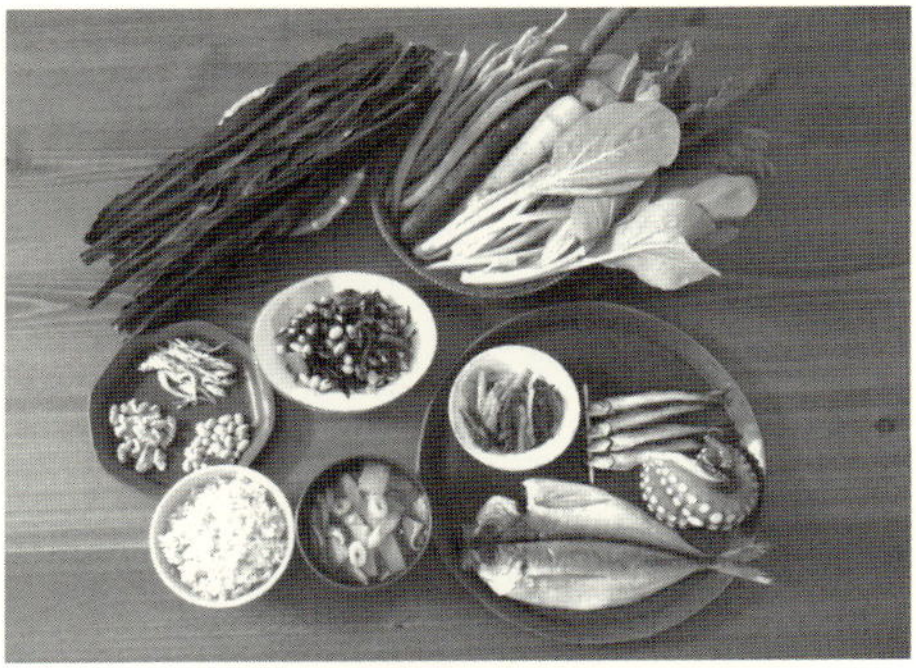

図5-2　よく噛む食事と食べものの例
噛むことで味の出る食べものや料理を選びましょう。食べものは無農薬有機栽培や天日干しのものなど，従来の方法で栽培や加工をされたものを選ぶ。料理はなるべく薄味で，熱を加えすぎない（左下から反時計回りで，玄米ご飯，具だくさん味噌汁＜季節の野菜を中心に＞，アジの干物，タコの刺身，めざし，小松菜のおひたし，小松菜，ニンジン，ゴボウ，インゲン，昆布，大豆とヒジキの煮物，いりこ，クルミ，いり大豆）。

干物や焼き魚などは食感があり、噛めば味が広がるため、たいへんよい食べものです。また、現代の食卓に不足がちなカルシウムやミネラルなどの栄養分が含まれていることも有利です。

2 海藻や小魚をよく噛んで歯をかたくしよう

(1) スナック菓子のようにやわらかい歯

人間の体のなかで最もかたい部分は、骨ではなく歯です。歯のかたさは、かたさを表すモース硬度で七という値を示します。水晶もモース硬度七なので、歯のかたさは水晶並みということになります。ちなみに、ダイヤモンドは一〇ですが、金は二・五、鉄は四・五で歯よりややわらかい値なのです。

歯を治療していると、歯のかたさは個人によって違うということをよく感じさせられます。歯を削るときには、ダイヤモンドの粉をまぶしたダイヤモンドバーが使われます。このバーが高速で回転すると、あのいやな「キーン」という音がします。歯よりかたいダイヤモンドで削っても、なかなか削れないかたい歯をもった人がいます。このようにかたい歯をもった人は、顎の骨もしっかりとした傾向があります。治療にとりかかる前に患者さんの顎に少し触れただけでも、この人の歯はかたそうだなという印象をもつことがよくあります。そして、このような人は咀しゃく筋もしっかりとした傾向があります。

一方、最近の若者には、まったく別ものののように歯がやわらかい人がいます。かたい歯を削るときは、それこそ岩盤を削っているような抵抗を感じますが、やわらかい歯はあたかもスナック菓子のようにサクサクと削れてしまいます。もちろん、一般に若い人の歯は、まだ歯の表面のエナメル質が成熟していないので、ある程度のやわらかさがあります。それでも若い人の歯は、かたい歯と同じ歯とは思えないほどやわらかく、よく削れてしまうのです。

(2) 歯は二段階でかたくなる

歯のかたさは二つの過程で決定されます。一つは顎の骨の中で石灰化される過程で、もう一つは歯が生えてきてから口の中で再石灰化される過程です。

人の歯は受精後、胎児のときに歯の卵ともいうべき歯胚(歯になる前の細胞のかたまり)が、まず乳歯の分からできてきます。この歯胚が成長し、妊娠四～五か月頃には歯の大きさや形が決定され、その後、顎の骨の中で石灰化という過程を経て歯がかたくなってきます。したがって、歯のかたさはこの時期の母親の栄養状態に影響されるのです。私たちの歯の表面を顕微鏡で見ると、成長線といわれる年輪のようなものがみられます。これは、歯がつくられる過程の栄養状態を表すものといわれています。

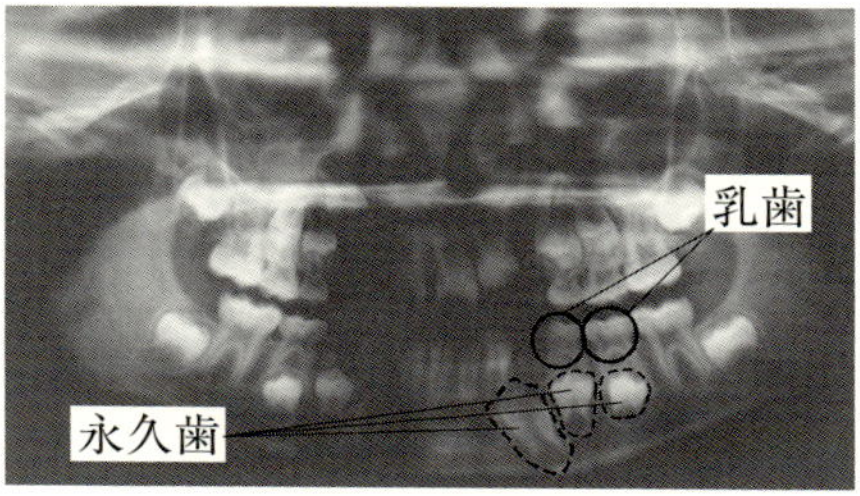

図5-3　8歳児の顎の骨（レントゲン写真）
この頃になると乳歯の歯根の吸収が進み，その下では次の出番を待つ永久歯が歯冠（歯の頭）から石灰化してつくられていく。

この成長線のなかには、とくに新産線とよばれる線があります。新産線は、胎内から母体外へと生まれ出るときに受ける大きな環境の変化によってできると考えられています。この新産線は、出生時にすでに歯がつくられている乳歯と第一大臼歯に観察されます。この新産線の部分は、一時的に栄養状態などが悪化するため、歯のかたさがほかの部分に比べやわらかい傾向があります。

このように、乳歯や第一大臼歯の石灰化は母体の中で行われます。この過程で石灰化に必要な栄養が母体で不足すれば、歯のかたさに問題が生じます。とくに、カルシウムやリン、マグネシウム、フッ素といった無機質は歯をかたくするために必要な栄養素です。第一大臼歯以外の永久歯は、生まれてから石灰化が行われます（図5-3）。

出生後、乳歯は生えながら少しずつ石灰化してかたさを増していきます。これが、歯をかたくするもう一つの再石灰化という過程です。歯が口の中に生えた（萌出）直後はまだ石灰化が不十分なので、唾液に含まれるカルシウムやリンなどの歯を補強します。この再石灰化は歯が萌出してからの約二年間が非常に重要です。この時期に海藻や小魚などを食べてカルシウムを十分に摂り、よく噛んで正しい食生活を送って強い歯をつくることがたいせつなのです。

このことは永久歯においても当てはまります。第一大臼歯以外の永久歯は、生まれてから歯の形成が始まります。しかし、歯が形成され、かたくなる過程は他の乳歯や第一大臼歯と同様です。

この再石灰化は唾液が重要なはたらきをするので、よく噛む食事を心がけ、しっかり唾液を出していくと歯がかたく強くなります。しかし、最近は軟食化の影響によって噛む回数が減ってきています。一般に成人で一日に一・五リットルほども出る唾液が、噛む回数が少ない若者では一日に六〇〇ccくらいまで低下しているという報告もあります。現代の偏食と軟食化は、歯のかたくなる二つの過程のどちらにも悪影響を与えています。それによって、びっくりするくらいやわらかい歯をもつ人が増えているのです。

3　食のたいせつさを理解しよう

（1）蔓延する食の乱れ──食のレジャー化、加工食品、偏食

「生物である私たちは食によって体を維持している」ということは、誰もが納得するところです。長年の人類の命題である飢えから解放され、食がレジャー化し、嗜好性を強めています。私たちは意志の弱い生物です。ある程度バランスよく食べて栄養に気を配ろうと思っても、目の前のおいしいものに目がいってしまい、実践するにはなかなかむずかしものがあります。そのうえ、巷にはマスコミによる食への誘惑が蔓延しており、これに打ち克つには強い意志が必要になっています。

その一方で、あまり苦にせず理想的な食を実践している人たちがいます。それは、マスコミなどの商業主義の世界から少し距離をおいた、食のたいせつさをほんとうに理解し認識している人たちです。

食べものの話をするときに、食品という言葉がよく使われます。この食品という言葉は、明治以降に使われるようになった比較的歴史の浅い言葉で、売買を通じて手に入れるという意味が含まれています。しかも食品には、食材と区別するように何かしら手が加えられて

いることが多いのです。食品という言葉が使われる以前は、食べもの本来を直接示す食物（「しょくもつ」、本来は「じきもつ」と読む）という言葉が主に使われていました。

現代の食生活では、加工食品をはじめとする、いわゆる食品に接する機会が多くなっています。これらの本来の食べものから少しずつ形を変えた食品の表示には、ものすごい数の添加物が記されています。ここまでくると、生物として私たちが本来食べるべきもの、食べられるものは何だろうかと考えさせられてしまいます。

最近では、朝食抜きはもちろんのこと、朝食などの食事代わりにお菓子を食べたり、家庭での夕食の食卓にレトルト食品が並べられたりすることが多く見受けられるようになりました。また、偏食が進んだ結果として、特盛食品といわれる一つの食品で一食当たりの量が標準の二～三倍にもなる商品を見かけるようになりました。特盛食品は偏食をさらに加速させることでしょう。

食のレジャー化、加工食品、偏食などにみられるように、現代は食生活の乱れが蔓延しています。今こそ、商業主義の世界から距離をおき、食のたいせつさをほんとうに理解して、強い意志をもって正しい食生活を実践しなければならないと思います。

(2) 噛まずに飲み込む、やわらかくて味の濃い現代食

ハンバーグ、カレー、スパゲティーは、子どもが好きな代表的なメニューです。これらのメニューは、やわらかくて食感のあまり強くないものが多く、しかも味が濃くてはっきりとしている傾向があります。やわらかくて味の濃いものは、口の中にとどめて咀しゃくする必要があまりないので反射的にすぐに飲み込めてしまう、という咬み合わせの面からみると大きな欠点があります。これでは、家庭で子どもに「ゆっくり食べてよく噛みなさい」と教えても無理があります。

咀しゃくの目的は、食べものを、食道を通過できるような大きさにして唾液と混ぜて飲み込みやすくすることと、味わうことです。現代の食卓にのぼることが多くなった日本人が食べる洋食は、比較的やわらかく、噛まなくても頬張れば口の中にすぐに味が広がってしまうため、すぐに飲み込めてしまいます。それに比べ、本来の日本食にみられるような干物やおひたし、豆や芋は、食感がしっかりあり、噛めば味が出てきます。

今、好まれているメニューや食品は、口の中で行われるはずの咀しゃくの目的の大半が、調理や加工の過程ですでに完了しているようなものばかりです。口に含んで舌にのせれば味が広がり、舌で押しつぶす程度の力で細かくなります。それでは、ひと口を何十回も噛む必

要がなく、数回噛んで飲み込んでしまうのは当然です。そのうえ、口の中で粘着性を帯びやすいため、歯のすき間の隅々まで入り込み、歯石ができやすくなります。

たとえば、一食の食事を食べるのに、戦前の再現メニューで二二分くらいかかるのが、ハンバーグやスパゲティーなどのやわらかくて噛む回数が少なくなりがちな食事は、ひと口当たりの量を意識的に減らすのがよい方法です。それによって、一食全体でみれば咀しゃく回数が増えて、消化もよくなり、食べすぎも防ぐことができます。しかし、洋食は和食に比べて季節感に乏しく、箸で食べる日本の食文化には、しつけを含めてなかなかなじみません。日本の風土のなかで健康な食生活を見直すには、やはり日本食が一番ではないでしょうか。

(3) 海外の外食産業の進出で急変した食生活

ファーストフードは、安価で手軽で場所を問わず一定の味という安心感があるため、日本国中ならず世界中の大都市に広く受け入れられています。しかし、ご存知のとおり、ファーストフードはジャンクフードともいわれ、偏食の代名詞でもあります。ジャンクとはガラクタという意味があり、カロリーや塩分が高く、ビタミンやミネラルなどの栄養価が極端に低いのが特徴です。また、唾液に溶けやすく、味も濃いので、あまり噛まないでも飲み込めるものばかりです。

ファーストフードは、はじめは空腹を満たすのが目的で食べられていましたが、いつしか立派な国民食の一部となってしまいました。幼少期における食生活がその後の味覚の基礎となるのは、皆さんもご存知のとおりです。日本にハンバーガーショップを持ち込んだ社長は、「このジャンクフードを日本人の舌にしみ込ませて、日本人を金髪にしてみせる」といったような言葉を残しています。

このハンバーガーショップが一時期大幅に売り上げを落としたことがありましたが、この社長は自信をもって「大丈夫」といいました。「なぜなら、すでに味覚を刷り込んだ世代（主に第二次ベビーブーマー以降）が、今は一時的に学業などで来店がむずかしいだけで、いずれ味を思い出して戻ってくる」といっていたのが印象的でした。ハンバーガーの味を日本のお袋の味にすると考えていたのです。その後、その予想どおり急激に売り上げを回復させたのです。

この店は一九七〇年代から始まり、年々店舗数を拡大させました。ハンバーガーの味を経験させ、味覚を刷り込むことを想定して世代の動向を確実に読み、戦略を立てていたことはたいへん恐ろしいことです。「ハンバーガーを一〇〇〇年食べれば、日本人の背が伸びて金髪になる」といっていた社長の思惑に、わずか二五年くらいで日本全体がはまってしまったのです。

表5-1　1970年代におけるアメリカ型の外食産業の進出

年	外食産業
1970	ケンタッキーフライドチキン，ミスタードーナッツ，すかいらーく
1971	マクドナルド，ダンキンドーナツ，ロイヤルホスト，コンビニエンスストア（ココストア，セイコーマート）
1972	デニーズ
1973	セブンイレブン

ハンバーガーは偏食の代表とされることが多いのですが、それ以外にも一九七〇年代の同時期に、同じような偏食を加速させる食の変化がありました。この七〇年代は日本の外食産業にとって大きな転換期でした。一九六九年に外資法が改正され、海外の企業が日本に進出してきたのです。そのなかでアメリカ型のファーストフードとファミリーレストランが次々と開店しています。この頃から、ファーストフード、ファミリーレストランに加え、コンビニエンスストアも姿を現しています（表5-1）。

一九七〇年代の外食産業の転換期を機に、日本人の食生活は大きく変化しました。この変化した食生活で成長した世代がだんだん多くなっています。それにともなって、最近の咬合治療を必要とする患者さんは、顎が小さくて骨格的な咬み合わせ不良を抱えていることが多くなりましたが、一九七〇年代以後の食生活の大きな変化が背景にあると考えられます。

(4) 政治家・スポーツマンの二世間にみられる骨格の変化

政治やスポーツ、芸能などで活躍する、いわゆる有名人の親子を比較すると、世代間の変化をわかりやすく理解できます。どの親子でも、父親は顎がある程度張って顔の色つやもよく、重心が安定した顔と姿勢をしています。それに比べ二世である子は父親よりも細面で、顎が細く華奢な顔の輪郭をしています。

おそらく、皆さんのまわりでも同様な傾向の親子を見つけることができるでしょう。実のところ、私の父親と私でも同様の傾向が認められるのです。これは、遺伝ではなく、まさに食生活を中心とした生活習慣の違いによるものです。現代の日本は昔に比べて格段に栄養状態がよくなっているため、国民の体格は一般に大きくなっています。

身長や体重の平均値が大きくなっているのはもちろんですが、最近の研究では歯自体も大きくなる傾向があるといわれています。もともと、歯の大きさは主に遺伝によって決定されています。しかし、近年の栄養の改善によって永久歯が少しずつ大きくなっているのです。この少しずつ大きくなりつつある歯が、あまり成長しない横幅の狭い顎に押し合いながら生えてくれば歯列が乱れ、それだけでも咬み合わせは悪くなります。

古代人の骨格を観察すると、大人のものでも骨自体はかなり小さい印象を受けます。しかし、形にたいへんメリハリがあり、小粒ながらしまった形態をしています。栄養状態が今より格段に悪かった時代に、これだけの精巧ともいえる骨をもっていたのです。一方、現代人の骨格は、それに比べ、形がのっぺりとしていて、手にしただけでも頼りない印象を受けます。

また、古代人の骨格ばかりでなく、日本の古い茶室やヨーロッパの古城や別荘にある古い調度品、十八世紀アメリカのプランテーション時代の屋敷にある机や椅子などの家具を見ても、昔の人は意外に小さいことが想像できます。それが、十九世紀以降の産業と社会構造の急激な変化にともなって食生活も変化したために、人の体格が急激に変化し、大きくなりました。現代では、食べものに不自由しなくなり栄養状態も改善されましたが、文明の発達によって体を使って労働することが少なくなりました。そのために、生活習慣病や咬み合わせの不良が多く発生するようになってしまいました。この恵まれた栄養状態を無駄にしないためには、よく体を使い、健康な体をつくることです。そこで、食生活や運動などの日々の生活習慣を見直し、改善することがたいせつになります。

4　正しい食生活をして咬み合わせを整えよう

(1) 朝食を食べよう

規則正しい食の習慣は体調を整えます。朝は、一日の活動を高めるために食事によって血糖値を適度に上げることが必要です。血糖値とは、血液中の血糖（ブドウ糖）の濃度のことです。血糖値は空腹時には低下し、食後に高くなります。血糖値は食後、約三〇分かけて徐々に上昇します。その後、インスリンという血糖値をコントロールするホルモンが分泌され、一定値に下がっていきます。

最近は、朝食にお菓子を食べ、炭酸飲料を飲む家庭もあるようですが、こういう食事は糖分が多いので、血糖値が一般的な食事より急激に上昇します。そのため、エネルギーが脳に一時的に急激に供給され元気が出てきますが、その後、急激に血糖値が下がり、体の調子が不安定になりやすくなります。したがって、本来の正しい食事によって血糖値を徐々に上げることがたいせつです。

また、朝食をしっかり顎を動かして噛むことは、それだけで脳の血液の循環をよくします。まずは、規則正しい朝の食生活から体調を整えることが重要です。

（2）砂糖の摂りすぎに気をつけよう

人間の脳の栄養源はブドウ糖です。ブドウ糖は、ご飯やパン、うどんなどの炭水化物から分解されてできます。血糖値は血液中のブドウ糖の濃度なので、炭水化物が分解されてブドウ糖になると血糖値が上昇します。一方、お菓子や炭酸飲料などの大量に砂糖を含む食べものは、炭水化物よりも早くブドウ糖に分解されるため急激に血糖値を上昇させます。もちろん、炭酸飲料やジュースにはブドウ糖自体が入っているものも多くみられます。

人類の歴史は飢えとの闘いでした。そのため人間の体には、飢えをしのぐためのエネルギーを貯蔵する仕組みは備わっていても、急激に大量に入ってくるエネルギーを処理する仕組みは十分に備わっていません。エネルギーを処理する唯一の仕組みは、すい臓から分泌されるインスリンというホルモンだけです。そこで、絶えず甘いものばかり食べていると、いつも急激に血糖値が上がってしまうため、すい臓があわててインスリンを出します。これを何回も繰り返すとインスリンが足りなくなって、血糖値のコントロールがきかなくなってしまうのです。

本来の食事であれば栄養が徐々に分解され、血糖値は食後ゆっくり上昇するので問題ありません。余った栄養はグリコーゲンという形で肝臓や筋肉に貯蔵されます。このグリコーゲ

【コラム7】

ガムは顎を発達させ、むし歯予防にも効果があるか?

ガムは顎や歯を鍛え、その中に含まれるキシリトールはむし歯を防ぐと宣伝されています。それによって人々は、キシリトール入りガムを噛めば、顎の発達にもむし歯予防にも効果があり、まさに一石二鳥と考えます。

ところで、ガム一枚を味がなくなるまで噛んだ場合の咀しゃく回数は五五〇回といわれています。現代食の噛む回数は一食六〇〇回といわれていますから、ガム一枚でほぼ一食分の顎の運動をすることになります。また、咀しゃくの回数が増えれば唾液の分泌も増えることになり、ガムのよい点です。

しかし、咀しゃくのリズムや運動は、本来であれば食べものに応じて変化するものです。ガムを噛むのは、筋肉トレーニングのように単調な運動になってしまいます。しかも、ガムには嗜好性があるため習慣になり、一日に数枚食べてしまうことがあります。そのうえに食事をすれば、現代人の細い顎には大きな負担となるため、顎を傷めてしまう人もいます。また、ガムには甘味料が入っていているので、いくらむし歯に抵抗性のある甘味料を使ったとしても、甘いものを食べる習慣がついてしまいます。

次はキシリトールについてみていきます。キシリトールは、それ自体にはむし歯菌に酸を発生させないはたらきがあるので、むし歯の原因とはなりません。しかし実際には、ガムなどのキシリトール入りのほとんどの食品に、ほかの多くの甘味料が入っていて、それがむし歯の原因になってしまうのです。たとえば、食品の甘味料のうちキシリトールが八〇%で、残り二〇%が砂糖であるとすると、この少量の砂糖からむし歯菌は酸をつくります。その酸によって、十分に口の中はむし歯になる環境になってしまうのです。そのうえ、キシリトールは高価であるため、お菓子などの食品における含有率は、実はかなり低いのが現状です。

つまり、キシリトール自体はむし歯を誘発することはありませんが、むし歯を予防する効果はかなり低く、しかも食品における含有率も低いので、キシリトールをうたうガムにはむし歯を防ぐ効果は実際期待できません。むしろ、ほかの甘味料や、甘いものに対する嗜好性の影響のほうが、はるかに大きな問題となるのです。ちなみに、キシリトールは下痢を誘発する作用があるので、栄養学的にみてもよいとはいえません。

ンはいつでもブドウ糖に変わることができるので、血糖値が低下したときに分解され空腹時のエネルギーを維持することができます。

しかし、砂糖の多い食生活では、血糖値は急激な上昇と下降を繰り返し、体の栄養状態を一定に保つシステムがうまく作動しなくなります。体の状態が不安定であれば、心にも影響します。ジェットコースターのように急激に変化する血糖値によって、脳の活性はめまぐるしく変わります。血糖値が高いときには元気が出てやる気が起きますが、その後急激に血糖値が下がるため情緒が不安定になりやすくなります。

（３）まずは主食を玄米に替えよう

正しい食生活は、正しい味覚から見直すことがたいせつです。そのためには、まず主食から替えることが簡単で効果的です。今の日本人の主食の多くは白米のご飯が主流です。この白米は、やわらかくて食べやすく、見た目にもとてもきれいですが、栄養価には偏りがあります。ですから、主食を玄米か、完全に精米していない分搗米《ぶづきまい》に替えてみましょう。

玄米には、リン、カリウム、マグネシウム、鉄、亜鉛といったミネラル類が多く含まれています。ビタミン類では、若返りの効果があるといわれているビタミンEや、糖の代謝を促進してエネルギーを産生し、神経や筋肉などへエネルギーを供給するビタミンB_1が多く含まれています。また、玄米には食物繊維も多く含まれています。ところが白米は、精米時に多くのビタミンやミネラルが含まれるぬかの部分が捨てられてしまうので、ほとんどが糖質です。

白米は、平安時代には貴族が食べていたようですが、庶民に広がったのは江戸時代です。しかし農民の多くは、年貢で取られてしまうので、米は滅多に食べられず、アワ、ヒエ、麦を主食としていました。江戸時代に、白米を主食としていた武家や町人たちの間に、「江戸わずらい」といわれる脚気が流行しましたが、玄米食に切り替えたら治ったという話がいくつも残っています。

玄米は栄養的に非常にすぐれているばかりでなく、咬み合わせの観点からもたいへんよい食べものです。玄米は白米に比べてかたくて食感があるので、自然によく噛むようになります。白米は口に入れて噛むと比較的すぐに味が広がりますが、玄米は何回か噛んでから徐々に味が広がってきます。白米は糖質が多くを占めているので味が比較的単純といえますが、玄米は糖質以外にミネラルを多く含んでいるので味に深みがあります。つまり、玄米のほうが、噛みごたえがあり、噛むことでさらに味が増すので、噛んで楽しい食べものだといえます。

また白米は、お米自体に味があまりないため、どうしてもおかずの味付けに頼ってしまいます。そのため、現代の食卓に多くみられるハンバーグやカレーなどには白米がよく合います。しかし、玄米は味がしっかりしているので、味付けの濃いこれらの洋食とは相性がよくありません。それに、西洋人に比べて腸の長い日本人には、食物繊維の多い日本食が適しています。玄米はそれ自体で噛んで味があるため、玄米を食べるようになると、おかずの好みの傾向が変わってきます。洋食のように味のはっきりしたものから、噛んで味の出るものに次第に嗜好も変わります。

（4）天日干し干物や、よい土でできた季節の食材を使おう

噛むことはよいことと知っていても、楽しくないとなかなか続きません。主食を玄米に替

えたらほかの食材も見直してみましょう。天日干しのシイタケやアジの干物は、機械干しのものよりもうま味が凝縮されていて、噛めば噛むほど味が出ます。天日干しシイタケには、骨を強くする効果のあるビタミンDが、機械干しシイタケの一〇倍以上も多く含まれています。

魚の干物は日本の伝統的な食べもので、最近では家庭でつくっている人も多いようです。魚を干物にするときに開くと、内側の肉の表面に皮のような膜ができます。この膜にはうま味成分であるグルタミン酸やアミノ酸がたくさん詰まっていて、天日干しをすることによって厚くなります。うま味成分をたっぷり含んだ膜の厚い天日干しの魚は噛めば噛むほどおいしくなるので、ぜひ家庭で挑戦してみてください。

スーパーマーケットで買う野菜は、近年とくに味が薄くなってきたといわれています。有機栽培で無農薬の野菜は、どの野菜も甘味があり、サラダにしても味の濃いドレッシングはまったく必要ありません。よい土でつくったニンジンやダイコンも、生で食べるとほんとうにおいしいものです。北朝鮮から日本に帰国した人が日本の野菜の味の貧弱さに困惑していると聞きます。一般に売られている野菜は味もよくありませんが、ビタミン、ミネラルなどの副栄養素が不足していることが多いのです。副栄養素の少ない原因は、連作による土壌の荒廃、化学肥料や農薬です。たとえば、市販のホウレンソウやコマツナのビタミンCは、二〇年前の約半分にまで減少しているのです。

もちろん、季節よっても売られている野菜の栄養価が違います。今は季節を問わず、いつでもホウレンソウにトマトと何でも買うことができます。しかし、ホウレンソウは冬の野菜で、トマトは夏の野菜です。ホウレンソウのビタミンCは冬のほうが多く、夏と比べると最大で約八倍の差になり、トマトのビタミンCは冬より夏のほうが二倍も多いという、季節による栄養価の違いがあります。また同じ野菜でも、保存期間によって栄養価が違います。ホウレンソウの栄養価は、収穫三日後で三〇％失われ、七日後には約半分になってしまいます。よい土でできた季節の野菜を新鮮なうちに食べることが、よい食生活の基本となります。

（5）栄養バランスのよい食事をしよう

歯は一度完成するとそれを一生使い続けなければなりませんが、歯のまわりの歯肉や骨は細胞が入れ替わることで機能しています。この細胞の入れ替わりは代謝といわれ、歯肉の上皮細胞では代謝期間が一四日といわれています。皮膚の表皮細胞の代謝期間は二八日といわれていますので、歯肉は皮膚に比べ倍の速度で細胞が交替していることになります。このことは、歯肉の上皮細胞は絶えず細かな傷などで死に、新しい細胞で修復されていることを示しています。

骨についても同様です。破骨細胞という細胞が古くなった骨細胞を壊し、骨芽細胞という細胞から新しい骨がつくられています。このように、歯肉や骨といった歯周組織は常に代謝をして活動しています。

歯肉や骨の細胞の破壊と新しく細胞が生まれる新生とのバランスがとれていれば、歯肉や骨の代謝はスムースに行われます。しかし、細胞の破壊が新生のスピードを上回ると、代謝が乱れ、歯周病になります。細胞は、ほぼ一定期間のうちに必ず寿命を迎え、死んでしまいます。

細胞が新しくつくられるスピードは、栄養やホルモンバランスの影響を受けます。正しい食生活を続けていれば、栄養が行き届き細胞の新生はスムースですが、偏食によって栄養が偏れば養分が届かないので、細胞の新生スピードが細胞破壊のスピードに追いつかなくなります。したがって、バランスのよい栄養摂取が不可欠になります。とくに、現代の食生活で不足がちなビタミン、ミネラル、良質なたんぱく質などの摂取が重要になってきます。

また、ストレスや喫煙などは、ホルモンや栄養源である血液の供給を阻害するので、歯周病の原因になります。栄養供給により維持される細胞は、食事とは切っても切れない関係なのです。ましてや、細胞の入れ替わりの早い歯周組織はなおさらといえます。そういった意味でも、口の中は全身の鏡であり、全身が健康なのに口の中の歯肉や骨だけが悪いということはあり得ないのです。

（６）子どもに正しい食生活をしつけよう

◆食育は家庭の食卓から始めよう

近年、食育がたいへん注目されていますが、すでに明治時代に、軍医であった石塚左玄という人が、はじめて食育という言葉を使ったといわれています。彼は著書のなかで、「今日、学童を持つ人は、体育も智育も才育もすべて食育にあると認識すべき」といっています。食育は、明治時代のしつけの基本である「食・体・知・才・徳」の五育の一つでした。

食育とは、子どもに豊かな人間性と生きる力を食を通じて身につけさせる考え方です。食育は生きるうえでの基本であり、知育、徳育、体育の基礎と位置づけ、崩壊する日本の食を中心とした生活環境や文化をもう一度取り戻そうと、国は二〇〇五年に食育基本法を制定し、全国でもさまざまな活動がみられます。

しかし、いまだに食べもの展示会のようなイベントが多く、食育基本法にうたわれているほんとうの食育が定着するには、まだまだ時間がかかりそうです。

食育は、まず家庭の食卓を預かる母親が意識をもって行動しないと実現しないのではないでしょうか。なぜなら、子どもは生まれてから母親がつくる食事で成長することが多いからです。また、食生活のしつけを教えるためには、楽しい食卓を囲む父親を含めた家庭の力がたいせつです。よく噛んで楽しく食べる環境づくりには、なるべく家族みんながそろって食事することが必要です。そればかりでなく、家族で食事づくりの手伝いをしながら食材に触れることもたいせつです。季節のものを食べながら四季を感じたり、その味を噛みしめたりして、その日の出来事を話しながらゆっくり食事を楽しむことが重要です。

テレビを見ながら、新聞を読みながらの食事は、噛む回数が少なくなるため、よく噛むという点からも問題です。なるべく控えましょう。

◆顎の基礎をつくる母乳育児

まずは、母乳で育てることが口のまわりの筋肉を成長させるのにたいへん有効です。また、母乳を吸うことは顎の成長にもたいへんよいことです。哺乳びんと母乳では吸う抵抗がまったく違うので、顎の発育の基礎をつくる意味でも、母乳による子育てがたいせつです。

◆幼少期に味覚を刷り込む

次に、味覚について気をつけなければなりません。味覚はやはり幼少期に獲得されたものが一生影響します。幼少期からの食生活に注意していかないと、あとで気がついてもなかなか修正できません。幼少期から甘いものや、やわらかいものを与えていては、あとで修正しようにもなかなかできないのです。はじめから当たり前のように習慣づけることが重要です。親は子どもがもの心つく前から、よい味覚が刷り込まれるように食事には気をつけ、見本となるような生活習慣を実践しなければなりません。

子どものおやつは、親にとっては悩みどころだと思います。しかし、よいおやつになるものは実は身近にたくさんあります。いりこ、いり大豆、干し芋、干し柿、リンゴ、トウモロコシ、おせんべいなどたくさんあります。ほんとうにおいしい素材で正しく加工されたものなら、子どもは実によく食べます。そういったものを小さい頃から口にすることが非常にたいせつなのです。大人になっても食べものの好き嫌いの多い人をみていると、それまでその食材でおいしい経験をしたことがないことがあげられます。そのような人に本物の味のする嫌いなものを食べてもらうと、皆同じように「今まで嫌いだったが、こんなにおいしい○○を食べたことがない」とか「これなら食べられる」といいます。それほど小さい頃に接した味覚が長く影響し、食べものの質も低下しているので、偏食の人が増えているのです。子どもの味覚は想像以上にたいせつなのです。

◆バランスのよい栄養を与える

よくむし歯は遺伝と考えている人がいますが、むし歯の多くは親の食生活が原因であることが多いのです。親子は食事の内容や間食の頻度が同じになるので、口の中は同じ状態になるのが普通です。とくに、母親と子どもの間に強い関係がみられます。同じことが、ある程度咬み合わせでもいえます。

子どもが成人に向けて発育している最中に、栄養が偏ったものや、やわらかいものを食べ、運動不足の生活を過ごしたとしたらどうなるでしょう。子どもは、肥満になるか、ひょろひょろと背が高くなるかして、筋力はなく、顎の骨の発育は悪く歯がガタガタになることが予想されます。親も加齢とともに衰える骨や筋力が、悪い食生活や生活習慣によって、衰えをいっそう加速させることは間違いないのです。

偏食を続ければ、当然口腔内の環境は悪化します。現代のやわらかい洋食を中心とする食生活を続ければ、むし歯や歯周病のリスクは上がります。やわらかい食事は、すぐに唾液に溶け込み、歯のすき間の隅々まで浸透していきます。そのうえ、やわらかいため噛まずにすむので、唾液の量が十分に出ません。そのため、唾液のもつむし歯や歯周病の原因菌の繁殖を抑えるという作用が十分にはたらきません。さらに、食物繊維などによる適度な清掃効果と組織刺激効果、つまり食べたものが歯をきれいにしたり、歯肉を刺激したりすることもありません。

なかでも、ファーストフードは偏食になりがちなので、ミネラル不足によって歯をかたくする再石灰化が不十分となったり、ビタミン不足によって歯肉の出血が多くなったりします。また、歯を支える骨もビタミンやミネラルの不足によって、弱い骨となってしまいます。つまり、今の日本にみられるアメリカ型食生活は、野菜や海藻、小魚などが十分に摂れないので、ビタミン、ミネラルをちゃんと補給しないと、食べれば食べるほどむし歯や歯周病になりやすくなるのです。

繊維質やビタミン、ミネラルを十分摂れる食事をしていれば、むし歯や歯周病をあまり気にせずに暮らすことができます。そのためには、やはり日本食がおすすめです。玄米か分搗米（三～五分搗きくらいまで）に干物や小魚、緑黄色野菜、根菜類、大豆製品、海藻、ゴマなどをバランスよく食べれば、あまり心配がありません。肉は控えめぐらいが日本人の長い腸には適しています。このように、風土にあった昔からの知恵の流れにのっていれば、体のことはあまり気にすることなく、健康に暮らしていけるのです。

◆成人までの全身運動で顎は鍛えられる

咬合治療が必要な人のなかにも、顎も小さく咬み合わせが悪い割にはあまり症状やずれの程度がひどくない人がいます。それは食生活の影響が大きいというのはもちろんですが、あわせて成長期に運動していたかどうかで大きな差があるように思われます。前述したとおり、体を支える筋肉があれば、それが多少の咬み合わせの不具合を補ってくれるのです。

美顔体操などで特別に顎の筋肉を鍛えるという方法も考えられなくはありませんが、効果はほとんど期待できません。そうした体操をしても、鍛えられる顎の筋肉はたかがしれており、結局体の他の部分が抱えるゆがみに引っ張られてしまい、矯正はたいへんむずかしいのです。ですから、顎の筋肉は特別に鍛えようとしなくても、体を動かせば全身の筋肉とともに顎の筋肉も心配いらないほどついてきます。小さい頃からよく運動をすることに超したことはないのです。それが咬み合わせの不良を予防するよい循環をつくることにもつながります。

人間は二十代以降、老化の一途をたどります。咬み合わせについても、成人までにどれだけよい体を育んできたかで、その後の口の健康に大きな影響をもたらします。いってみれば、成人までに育てた体の貯金を、あとはどう取り崩していくかという問題でもあるのです。ですから、成人以降でも適度な運動によって衰えをゆるやかにしていくことが、咬み合わせ不良の予防にもなります。

5　咬み合わせを守って元気で長生き

◆歯は長寿の源

日本にも、先人が長い年月をかけて培った文化や習慣があります。歯固めという習慣をご存知の方も多いと思います。歯固めとは、お正月に一つ年を重ねた際に、鏡餅や猪肉、鹿肉などの噛みごたえのあるかたいものを食べることで、延命長寿と健康を願う行事です。島根の出雲大社には、十一月二十三日に古伝新嘗祭《にいなめさい》という、収穫の感謝と次の年の五穀豊穣を願う儀式があります。このなかでも歯固めの儀式があり、大社の長である国造の長寿を祈念するための儀礼として行われています。

歯は齢《よわい》ともいい、歯序《しじょ》といえば年齢にもとづいた順序をいいます。つまり、古代日本の習慣のなかでも歯は長寿の源とされ、たいへんたいせつにされてきたと考えられます。

歯があるということは、家族と一緒によく噛みよく食べることができ、しゃべることにも支障が少なくコミュニケーションがとれます。歯を守ることは、活き活きと長生きするための条件といえるのです。事実、アルツハイマー型認知症患者は、健常者に比べて欠損歯数が多いという報告があります。

◆口腔内は常に清潔に（誤嚥《ごえん》による肺炎防止）

高齢者の死亡の原因に多いのが肺炎です。この肺炎の原因になる菌を調べると、本来肺にいるはずのない口の中の細菌が見つかります。

高齢になるとどうしてもいろいろな反射が衰えるため、食べるときにも飲み込みがうまくいかず、むせやすくなります。これを誤嚥といいます。この誤嚥は、飲み込もうとするものの一部が気管に入ってしまった状態です。歯周病があったり、口の中が不潔であったりすれば、誤嚥によって口の中の細菌が気管を通じて肺に入り、誤嚥性肺炎を起こしやすくなります。免疫力が衰えた老人では、悪化して命を落としかねません。日頃から口腔内衛生に心がけることがたいせつです。

◆入れ歯の磨耗に注意

高齢者の歯の悩みの一つに入れ歯があります。長期に歯を失ったところに入れ歯を入れていると、どうしても咬み合わせが合わなくなってきます。入れ歯は主に咬み合わせの面がプラスチックでできていて、使うほどに磨耗してきます。咬み合わせが磨耗して低くなってくると下顎が前に滑るように出てきて、姿勢が自然と猫背になってきます。

そこで、このように減ってしまった入れ歯を適切な咬み合わせに戻してあげると、治療の次の回には曲がった姿勢が以前よりしゃんとしてくることも珍しくありません。

また、よく噛める入れ歯は、顎をよく動かすことができるので、咀しゃく筋が活発にはたらき脳への刺激が増してきます。

◆一生ものの咬み合わせ

私たちは食べなければ生きていけません。それには必ず咀しゃくという過程が存在し、これは基本的に死ぬまで続きます。これまで述べてきたように、皆さんが想像した以上に咬み合わせと全身の健康とが深く関わっていることがわかり、驚かれたと思います。この大事な咬み合わせが、いま日本人のなかで崩壊する気配を示しています。高度成長期以降に生まれ育った世代は、それ以前の人たちに比べ、歯列や顎の形態に大きな差を見ることができるのです。たった一世代でこれほどまでに人間の形態が変わるのは、たいへん驚くべきことです。

今まで述べてきた全身と咬み合わせの関係については、これから成長期を迎える子どもをもつ家庭の方々にぜひ知っていただきたいと思うのです。食卓を預かり生活習慣の見本となる両親が、このような視点をもつことはたいへんたいせつではないかと思います。

残念ながら、一度悪くなった咬み合わせを正しく治すのは容易なことではありません。治す場合も手間と費用が必要となります。そういった意味で、むし歯や歯周病が発生する口の中だけに注意を向けるのではなく、常に全身の健康に目を向けて、よい咬み合わせを守る意識がたいせつなのです。

一世代で大きく変化してしまった日本人の咬み合わせですが、逆にいえば、もう一度基本に立ち返り、食生活を中心とした生活習慣を見直せば、また本来の形態に戻ることができるということなのです。子どもが自らそのような生活習慣を選択することはたいへんむずかしい現状です。繰り返しになりますが、やはり私たち親の世代が変えていかなければいけないと感じているのです。

おわりに――全人的歯科医療を求めて

今日では、質の高い医療を簡単に受けられるようになりました。その反面、患者は必要なときに駆け込み必要なサービスだけを受け、受けるサービスの内容は決められたメニューでマニュアルどおりに進められる、といった具合に、医療機関はまるでコンビニエンスストアのようです。さらには、美容整形などの快楽のための医療といえなくもないものまでが存在しています。しかし、医療は王道一つのみで、それは紀元前一世紀頃の古代ギリシャの医師ヒポクラテスの精神、現象を鋭く観察し全人的視点で患者さんと向き合い、真の健康を追求していくことである、と私は思うのです。

治療というのは、ある程度人工的な処置を体に加えます。一度悪くなったものがもとどおりに治ることはまれで、よく治ったとしても完全にもとの状態に戻るわけではないのです。もちろん、医師は治療に最善の努力をしますが、治療より予防が勝るのは明らかです。歯科の分野についても、むし歯や歯周病に関しては予防ということが盛んにいわれてきました。しかし、咬み合わせについては、全身の健康との関係が最近までほとんどわかっていなかったこともあり、まったく取り残されてきました。その結果、歯はよいけれど噛めないという人が増加したのです。この兆候は、人類の長い歴史からある程度予見されていたことではありますが、しかし、先人がつくり上げてきた伝統的な食の体系が家庭の食卓から忘れ去られて久しい日本こそ、咬み合わせが悪化する方向の先頭を切って進んでいるのではないかと感じられてならないのです。

本書をここまで読んでくださった読者の皆さんなら、食をはじめとした生活習慣や全身との関わりを考えて予防と治療を進めていく歯科治療がたいせつだということをおわかりいただけるでしょう。この視点の下に、体の自然治癒力を生かすように患者さんと向き合うのが全人的歯科医療なのです。今まで歯だけを一生懸命に治しても成果が得られなかったことが、歯や口を体の一部分と再認識して治療を進めることにより、大きな成果をあげられるようになっています。そのなかで咬み合わせと全身との関係は、少しずつ具体的にわかってきています。今後、咬み合わせと脳や神経を含めた全身との関わりがさらに詳しくわかれば、患者さんが訴えるさまざまな症状に対する診断と治療、予防のための技術が、もっと進歩することは間違いありません。そうした進歩とともに、全人的歯科医療も広まることで、多くの方が体の不調やつらい症状から解放され、健やかな毎日が送れるようになることを心より願っております。

最後に、本書の出版に際し、咬合治療をはじめ各方面においてご指導いただいた丸橋賢先生、資料の提供や作図にご協力いただいた丸橋裕子先生、青木博之先生、辻本仁志先生、海老澤博先生に、この場を借りて厚く御礼申し上げます。また、農文協編集局の金成政博さん、伊藤伸明さんに心から感謝申し上げます。

二〇〇八年八月

亀井　琢正

【著者略歴】

亀井　琢正（かめい　たくまさ）　歯科医師

1971年　東京都生まれ。
1998年　東北大学歯学部卒業。丸橋歯科クリニック勤務。
2004年　丸橋全人歯科勤務。現在に至る。
日本全身咬合学会認定医，日本顎咬合学会認定医。
日本臨床歯内療法学会，日本口腔インプラント学会会員。
国際インプラント学会認定医。
著書：『インプラントで安心』（共著，農文協）

肩こり・頭痛から不定愁訴まで
咬み合わせ不良の予防と治療　健康双書
セルフチェックと食事からはじめる改善法

2008年9月30日　第1刷発行

著者　亀井　琢正

発行所　社団法人　農山漁村文化協会
郵便番号　107-8668　東京都港区赤坂7丁目6-1
電話 03(3585)1141(営業) 03(3585)1145(編集)
FAX 03(3589)1387　振替 00120-3-144478
URL http://www.ruralnet.or.jp/

ISBN978-4-540-08153-8　製作／森編集室
＜検印廃止＞　印刷／㈱光陽メディア

製本／根本製本㈱
Printed in Japan　定価はカバーに表示
乱丁・落丁本はお取り替えいたします。